# 免疫と「病」の科学

## 万病のもと「慢性炎症」とは何か

宮坂昌之／定岡　恵　著

ブルーバックス

カバー装幀／芦澤泰偉・児崎雅淑
カバーイラスト／大久保ナオ登
目次・章扉・本文デザイン／さくら工芸社
本文図版／定岡　恵、さくら工芸社

# はじめに

2018年、米テキサス大学のジェームズ・アリソン教授と京都大学の本庶佑特別教授が「免疫反応にブレーキをかけるタンパク質の発見とそれを基にした画期的ながんの治療薬の開発」により、ノーベル生理学・医学賞の栄誉に輝きました。これは皆さんの記憶にも新しいことでしょう。

では、免疫とは何のことなのでしょう？　そして免疫反応にブレーキをかけるとはどういうことなのでしょう？

まず、免疫とは、文字どおり「疫を免れる」すなわち「病気にかからない」ということであり、免疫反応とはからだが病気を免れるために起こす反応であると一般的には考えられています。でも実際は、免疫反応はわれわれのからだにとって良いことだけをするのではなく、悪いことをすることもあります。たとえば、アレルギーがその例です。花粉やハウスダストに対して免疫反応が起こり過ぎると、あのいやな涙、鼻水、さらにはくしゃみなどのアレルギー症状に悩まされることになります。また、自己免疫疾患という病気の一群では、関節リウマチがその例ですが、自分の組織に対して免疫反応が起こり、熱が出たり、いろいろな場所に痛みが出たりして、困ったことになります。つまり、免疫反応はからだに良いことをすることのほうが多いのですが、からだに害を及ぼす場合もあるのです。

病原体などが体内に入りこみ、免疫系が刺激を受けると、からだを防御する白血球が侵入局所で刺激されてさまざまな物質を作るようになります。次に、これがアクセル役として働いて、白血球の中でも樹状細胞やリンパ球とよばれる特殊な細胞が活性化されて、免疫反応が広がり、病原体を殺す抗体や細胞が全身を巡るようになります。うまく病原体が撃退されると、免疫反応は次第に弱まり、からだは一見、元に戻ったように見えます。しかし、多くの場合、からだの中には免疫記憶が残り、二度目に同じ病原体が入って来た時にはすぐに撃退できるような新しい能力が備わるのです。ワクチンはこの原理を利用したものです。ワクチン接種や病原体侵入により引き起こされる免疫の活性化は永久的ではなく、次第に沈静化していきますが、これはからだの中にいわばブレーキとして働く分子や細胞があり、免疫反応を収束させるからです。

異物に対するからだの反応は、20世紀初頭では単に「炎症反応」として知られ、白血球（食細胞）が媒介するものとして理解されていました。ところが研究の進展とともにわかってきたのは、白血球にはいろいろな種類があるということでした。たとえば、好中球や単球は細菌を食べて殺し、好酸球、好塩基球、マスト細胞は寄生虫に対して働き、樹状細胞は病原体を取り込んで分解してリンパ球にその断片を提示してリンパ球を活性化させます。つまり、白血球はその種類ごとに役割分担があり、どのような細胞が刺激を受けるかによって異なるタイプの炎症反応が起こることがわかってきました。そして、免疫反応はじつは炎症反応によって始まるということもわかりました。

さらに、近年の最大の発見は、炎症が起きるときには、白血球だけではなく、全身の細胞が反応して炎症反応が進んで行くということと、病原体のような体外から侵入して来る異物だけでなく、コレステロールや尿酸の結晶など、体内に溜まってくる生体由来の成分も炎症を起こすということです。そして、このような過程の中で、炎症を起こす物質の種類や量によっては、通常は一過性に収まるはずの炎症反応が長引き、さらには体内のブレーキ機構などが破綻することによってドミノ倒し的な連続的現象が起こり、「慢性炎症」という状態に至ることがわかってきたのです。

この「慢性炎症」という状態は、まだ一般にはあまり広くは知られていないのですが、じつは世界中の科学者たちが注目してしのぎを削っているホットな研究対象なのです。それは、「慢性炎症」が、近年の研究により、ありとあらゆる疾患に関与することがわかってきたからです。

「慢性炎症」は、それ自身は症状が比較的軽いために見つかりにくいのですが、次第に進んで行くとともに、がん、糖尿病、動脈硬化やアルツハイマー病などさまざまな恐ろしい病気の原因となり、これらの病気を悪化させるのです。このために「慢性炎症」は、欧米ではサイレント・キラーとよばれています。ご存じのように、現代人の健康長寿をはばむ一番の原因は、がん、糖尿病、動脈硬化やアルツハイマー病です。したがって、「慢性炎症」の正体を明らかにしてその悪さをくい止めることが現代人の健康長寿の実現のために必須のことなのです。

そこで本書では、その前半で炎症と免疫の仕組みについてわかりやすく説明し、次に「慢性炎症」の仕組みについて解説しています。後半では、現代人を苦しめるがん、肥満・糖尿病、脂質異常症、心筋梗塞、脳梗塞、肝炎・肝硬変、アトピー性皮膚炎、喘息、関節リウマチ、老化・認知症・アルツハイマー病、うつ病、潰瘍性大腸炎、クローン病などのさまざまな病気を取り上げて「慢性炎症」との関わりを説明し、個々の病気について最新の医学研究を基にした新しい治療法について紹介しています。そして本書の最後では、「慢性炎症」の予防策にも触れています。

本書は、免疫学に興味のある学生や社会人の方々のみならず、健康長寿の人生を送りたいと考えているすべての人たちを対象にしています。ただし、免疫の仕組み、炎症の仕組みはしばしば複雑で、多くの「役者」が舞台に出て来ます。そこで、知識整理のためになるべく多く挿絵や表を入れていますが、それでもわかりにくい場合には、あまり病気のメカニズム、仕組みにこだわらずに大枠だけを理解していただければ結構です。また、本書では「慢性炎症」の仕組みだけでなく、「慢性炎症」が引き起こす個々の病気について、その治療法や具体的な医薬品名など有用な情報も盛り込んでおり、これらの病気に苦しんでいる患者や家族の方々にも役立つことと思います。一方、今、そのような病気に罹っていない方々には不要な記載かもしれず、その場合は治療法の部分（第5章）は読み飛ばしていただいて結構です。また、「慢性炎症」の詳細よりも、どうしたら防げるのかということに興味がおありの方は、最後の「慢性炎症は予防できるのか？」（第6章）に主眼をおいて読んでいただいても結構です。

このように本書の読み方にはいろいろあります。しかし、どのような読み方であっても、サイレント・キラーである「慢性炎症」の正体、悪さをする具体的な方法、そしてそれを止める方法や未然に防ぐ方法などについて読者の皆さんにそのおおよそをご理解いただければ、著者としては嬉しいことです。

それでは、皆さんと一緒に「免疫」の海に漕ぎ出し、「慢性炎症」の世界を眺めてみましょう。健康長寿の秘訣が見えてくるかもしれません。

二〇一八年　一二月　著者

## 第1章 慢性炎症は万病のもと　15

# 第2章

# 炎症を起こす役者たち

## 2-1 免疫をつかさどるメインプレイヤー「白血球」

①好中球
②好塩基球、マスト細胞、好酸球
③単球、マクロファージ
④樹状細胞
⑤NK（ナチュラルキラー）細胞
⑥リンパ球
⑦自然リンパ球
⑧NKT細胞

## 2-2 無視できない脇役たち——白血球以外の細胞

## 2-3 組織の環境を構成する因子（生体に棲み着く細菌ほか）

第3章

# 慢性炎症はなぜ起こる?

## 3-1 危険信号(デンジャー・シグナル)を知る仕組み

①自然免疫系はどのようにして異物を認識するのか?
②炎症の仕掛け人、インフラマソームとは?
③インフラマソームと病気

## 3-2 慢性炎症がおさまらずに続くのはなぜ?

①自然免疫のブレーキ役
②獲得免疫のブレーキ役
③ブレーキ反応の破綻と病気

第4章

## 慢性炎症が引き起こすさまざまな病気

# 第6章 慢性炎症は予防できるのか？

# 第1章

# 慢性炎症は万病のもと

## 1-1 炎症とは？ ——異物排除のための正常な防御反応のはずでは？

私たちの皮膚に切り傷やできものができると、組織が赤くなり、腫れて熱を持ち、痛むようになりますよね。これが炎症という現象です。

炎症のことを英語でインフラメーション（inflammation）といいますが、これはラテン語のインフラマーレ（inflammare：火をつける）に語源があり、炎症という現象がからだの中の火事あるいは炎に関係づけられていることがわかります。実際に炎症の典型的な症状は、発赤《ほっせき》、腫脹《しゅちょう》、熱感《ねっかん》、疼痛《とうつう》で、ここからも炎症が炎のような感じであることがわかります。

じつは、この発赤、腫脹、熱感、疼痛は、今から2000年も前に古代ローマの著作家ケルスス（25BC頃〜50AC頃）が『医学論』という本に記載していました。つまり、そんな昔から炎症ということは知られていたのです。

ラテン語で、発赤はルボール（rubor：赤い宝石のルビーruby はここから来ています）、腫脹はトゥモール（tumor：今でも腫瘍のことを英語で tumor といいます）、熱感はカロール（calor：熱量の単位である calorie と共通の語源です）、疼痛はドロール（dolor）といいます。

ルボール（発赤）、トゥモール（腫脹）、カロール（熱感）、ドロール（疼痛）は語尾が揃っているので覚えやすく、医学部の学生たちはこれを「ケルススの四徴候」として記憶し、これが四つ揃えばすなわち炎症である、と習います。つまり、発赤、腫脹、熱感、疼痛は、炎症の初期に見られる特徴的な症状なのです。

現在では、これらの炎症症状は、侵入してきた異物や傷んだ細胞や組織が作る産物に対して生体が起こす正常な反応であると考えられています。たとえば、医学生が読む教科書にはおおよそ次のようなことが書かれています。

「からだに異物が入ってくると、その刺激により、血管を広げるような物質や血管が漏れやすくなるような物質などが局所で作られる。このために、異物侵入部位では血管が拡張して血流が増えて組織が赤くなり、熱感を持つようになる。また、血管が漏れやすくなるために血液成分の一部が血管の外に漏れ、痛みをもたらす物質ができるために、組織が腫れて痛むようになる」

すなわち、前述の四徴候はいずれも異物に対する生体反応で、次のような生物学的な意義があります。まず、血管が広がって局所への血流が増え、血管の壁がゆるくなって漏れやすくなると、生体防御に必要な細胞や物質が血管内から炎症局所へと漏れ出して溜まり込み、異物を排除するのに役立ちます。実際、炎症を起こしている組織を顕微鏡で調べると、血液から組織に流れ

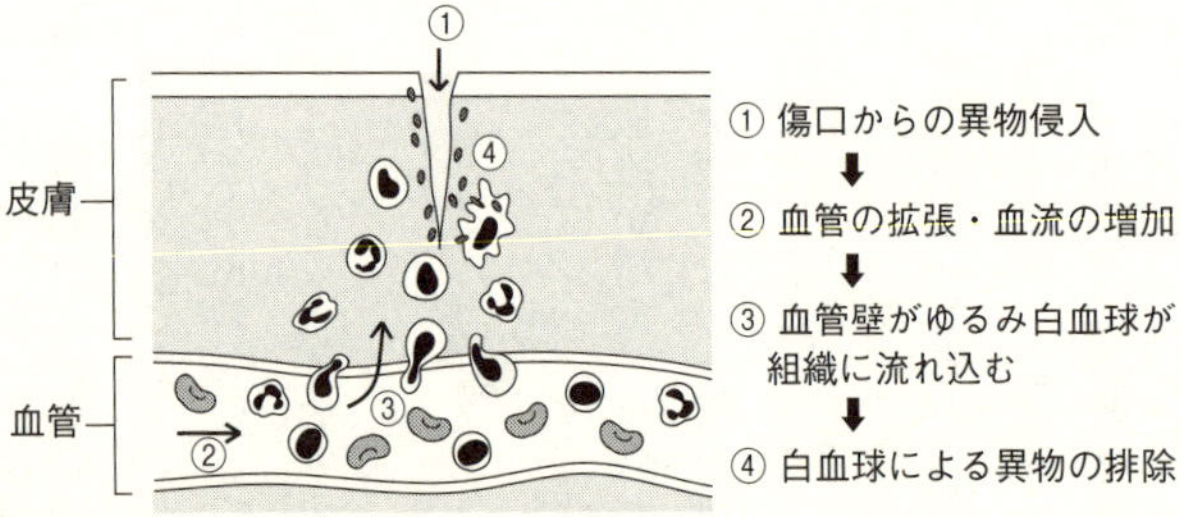


傷口から入ってきた異物からの刺激によって、血管が拡張して血流が増え、血管壁がゆるんで血管の中の主に白血球が組織に漏れ出し、侵入してきた異物を排除しようとする。このときに痛みをもたらす物質ができて、組織が腫れて痛む

**図 1-1　急性炎症の起こり方**

込んできた白血球がたくさん見られます（図1－1）。

この現象を炎症性細胞浸潤といいますが、このことから、炎症細胞とは組織に流れ込んだ白血球のことであることがわかります。また、腫れや痛みは、局所で何かが起きているという警報となるとともに、運動を制限させ、組織を休ませることにつながります。

つまり、炎症というのは、からだの中で起きている異常状態に対する正常な応答＝防御反応です。炎症がうまく働くと異物が追い出され、傷ついた細胞が修復され、生体は元の状態に戻ります。したがって、炎症は一過性であることがふつうなのです。

ところが、時に例外があります。たとえば、動脈硬化では動脈の壁でだらだらと炎症がくすぶるように続いています。アトピー性皮膚炎は皮膚で、喘息は気道の壁で、それぞれ炎症がだらだらと続いています。このような炎症は、通常、何週間も続き、なかなか止まりません。このような炎症のことを慢性炎症といいます。一般に、短時間で起こり一過性に終わる炎症のことを急性炎症とよびますが、これと区別して、くすぶり型でだらだらと続くものを慢性炎症とよぶのです。どのくらい続いたら慢性といえるのかややあいまいですが、通常は、週から月単位と考えていいでしょう（このことについてはあとでまた触れます）。

この慢性炎症が変わっているのは、先に述べた発赤、腫脹、熱感、疼痛の四徴候が必ずしも見えないことです。したがってあまり気がつかないうちに炎症が進行してしまうことがあります。最近わかってきたのは、このようなくすぶり型の慢性炎症が、じつは万病のもとになっているということです。

それではどうして慢性炎症がそんなに悪者で、万病のもととなるのでしょうか？

## 1-2　慢性炎症はなぜ悪い？

炎症が続くと、何が困るのでしょう？　ひとつは、炎症の悪影響が局所にとどまらずに全身に広がっていくことです。これが「慢性炎症が万病のもと」となることにおおいに関係します。もうひとつは、炎症を起こしている組織の性状や形態が次第に変わり、ついにはその組織の機能が

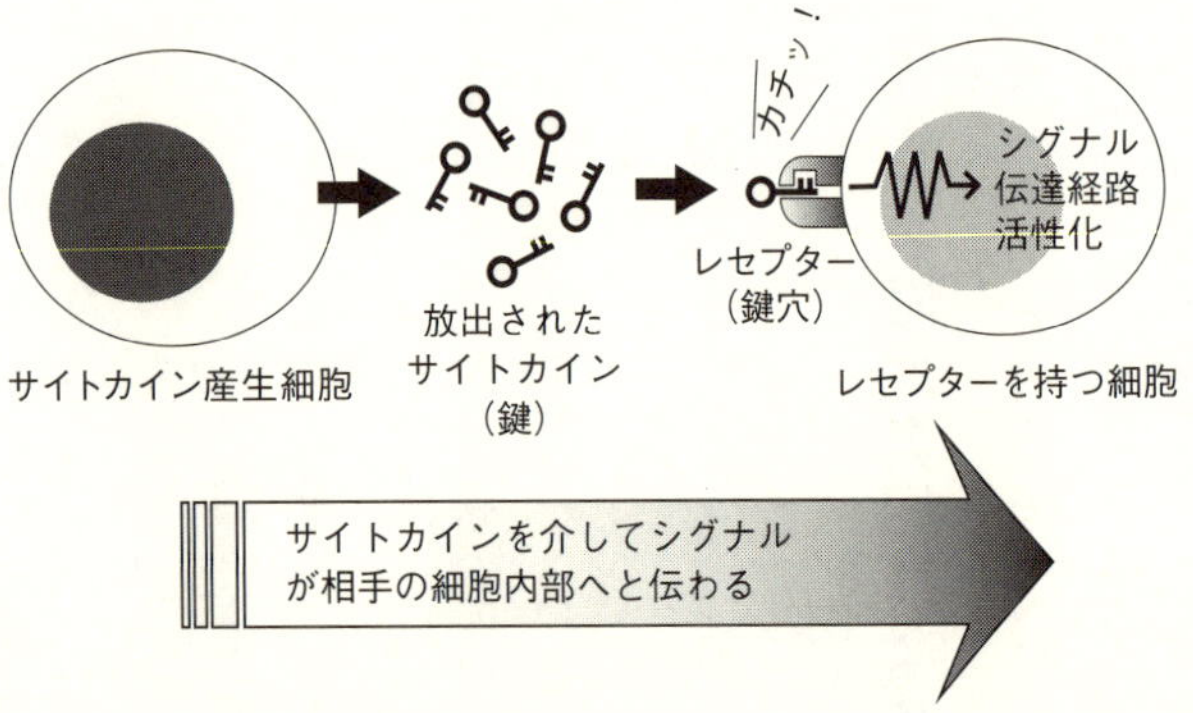


炎症が起きた場所の細胞では炎症性サイトカインが作られ、細胞外に放出されて、近傍の細胞に結合し、その細胞にシグナルを伝えることにより、炎症の影響が他の組織に広がっていく。一般に、サイトカインはどの細胞にでも働くのではなく、サイトカイン（鍵）と相補的な構造を持ったサイトカインレセプター（鍵穴）を持つ細胞に働く

**図 1-2　サイトカインが細胞間のシグナルを伝える**

低下してくることです。

まず、炎症は局所で起こるのに、その影響が次第に全身に及ぶというのはどういうことなのでしょう？　それは、炎症という刺激により炎症性サイトカインと総称される何種類ものタンパク質が炎症組織で作られ、全身に広がっていき、離れた細胞にもその影響が伝わるからです。サイトカインは、細胞同士が互いにシグナルをやりとりするときに使う一群のタンパク質で、細胞から放出されて相手の細胞膜の上にあるレセプター（＝受容体タンパク質）に結合し、たとえば、さあ動きなさいとか、分裂しなさいとか、何かを分泌しなさいとか、相手の細胞にシグナルを伝えます。サイトカインが

鍵、サイトカインレセプターが鍵穴の関係で、サイトカインレセプターの下流にはシグナル伝達経路（シグナルを伝える道筋）というものがあります。鍵と鍵穴の形がきっちりと合うと、シグナル伝達経路が活性化されて道が開かれ、細胞内部にシグナルが伝達されます。これが細胞から放出されたサイトカインによるシグナルが相手の細胞の内部へと伝わる仕組みです（図1－2）。

サイトカインは何十種類もありますが、特に炎症時に作られるものは炎症性サイトカインとよばれます。よく知られているものにTNF－α[※章末註（以下、註）1]、インターロイキン6（IL－6）、インターロイキン1（IL－1）などがあります。また、抗ウイルス作用を持つサイトカインであるI型インターフェロン[※註2]（IFN－α、IFN－β）も炎症時に作られます。

一般にこれらのサイトカインは、からだに異物が侵入してきた際の警報役として機能します。正常時にはほとんど作られていないか、微量しか作られていません。ところが、異物の侵入とともにサイトカイン産生が始まり、細胞外に放出され、それが適量のときにはまわりの細胞に警報を発して細胞の感受性を高め、異物侵入に対するための準備をさせます。

一方、炎症性刺激が強すぎたときや持続的に存在するときには炎症性サイトカインが作られすぎてしまい、そのために警報以上の役割をして、かえって炎症の火の手を強めるようなことになるのです。炎症性サイトカインは、血管に働いて血管の透過性を高める（白血球が通り抜けやすくする）とともに、白血球に働いて炎症巣《えんしょうそう》（炎症を起こしている場所のこと）に白血球をよび込む役目を

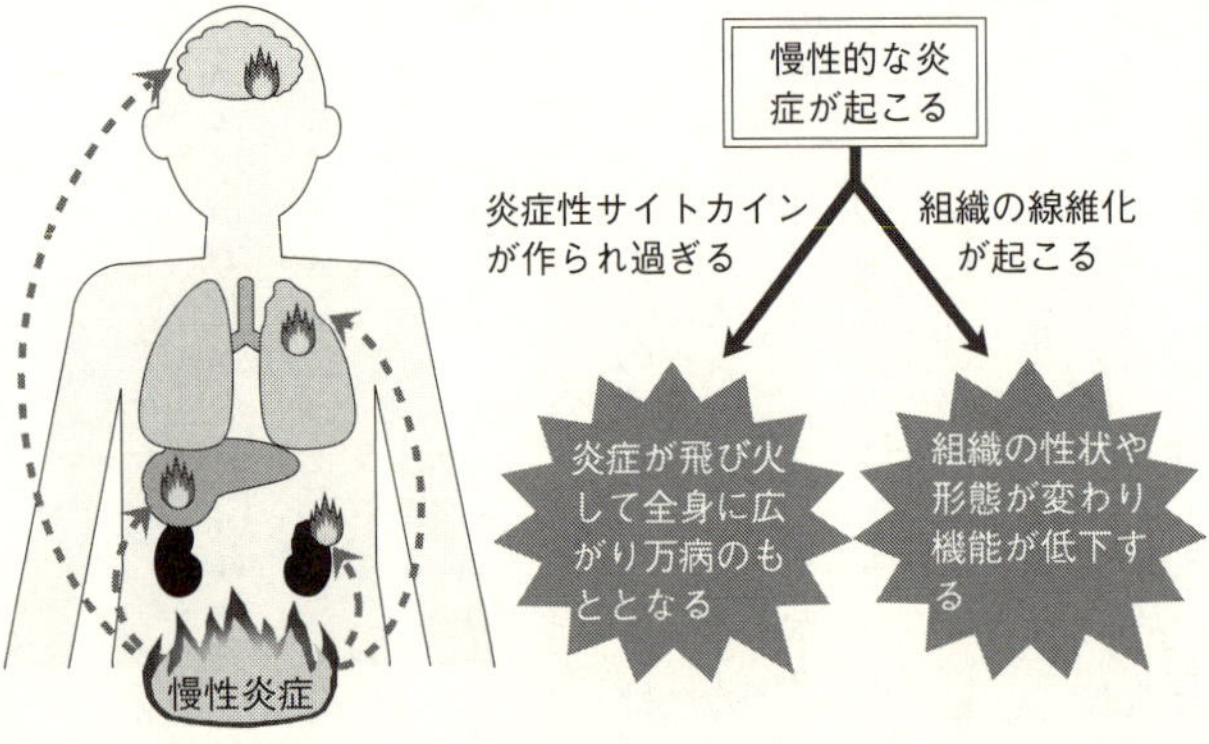


慢性的な炎症は炎症を起こした組織を傷つけて機能を低下させ、さらに過剰に作られた炎症性サイトカインは体内の他の組織にも働いて炎症が広がり、さまざまな病気のもととなる

**図 1-3　慢性炎症はなぜ悪い？**

持ちます。さらに周囲の細胞にさらなる炎症性サイトカイン産生を促します。このように、炎症性サイトカインが必要以上に作られると、他の場所にもボヤや火事を起こしやすくしてしまいます。つまり、局所に起こる炎症の影響が他の場所にも及ぶようになるのです（図1－3）。ということは、慧眼《けいがん》の方には既におわかりと思いますが、炎症性サイトカインの働きを止めれば炎症の勢いを鎮められるはずだということになりますね。まさにそのとおりなのです。

ただし、炎症性サイトカインは先に述べたように何種類もあるので、そのうちのひとつの働きを止めただけでうまくいく場合もあるものの、効果が限られる可能性があります。これについては、あとの章でもう少し説明しましょう。

炎症性サイトカインは、さらに別の役割も持っています。たとえば、まわりの細胞に働いて、糖（グルコース）の取り込みを促進するホルモンであるインスリンに対する反応性を悪くします（つまり、インスリンの効き、働き方が悪くなるような状態を作り出します）。

これに関して、最近、次のようなことがわかってきました。肥満の際には脂肪細胞の大きさと数が増え、脂肪組織が大きくなりますが、このときには脂肪組織で軽い炎症が起こっていて、肥満の度が進むとともに炎症も次第に進んでいきます。すると脂肪組織に集まってきたマクロファージとよばれる白血球（血中の単球が血管を通り抜けて組織に移行するとマクロファージになる）から継続的に炎症性サイトカインが放出されるようになり、たとえばＴＮＦ－αだと周囲や遠隔地の細胞上のＴＮＦ－αレセプターに結合して、その細胞へのインスリンの効き方を低下させます（この場合、専門的には「ＴＮＦ－αによってインスリン抵抗性が誘導される」という言い方をします）。

インスリンは細胞内への糖の取り込みを促進して血糖値を下げる働きを持つので、インスリンの効き方が悪くなるということは細胞内へのグルコースの取り込みが悪くなるということになり、結果として、血糖値が高くなるということになります。いわば糖尿病の前段階です。つまり、肥満により脂肪組織で持続的な炎症が始まり、その結果作られた炎症性サイトカインが他の細胞に働いてインスリン抵抗性を誘導し、血糖値が上がり、糖尿病のきっかけを作るということがわかってきたのです。

炎症性サイトカインが産生されるとインスリンの効き目が悪くなるのには何らかの生物学的な意味があるのかもしれません。たとえば、炎症時にインスリンの効き目を悪くして血糖値を高めることにより、免疫細胞が活性化したときに細胞周囲のエネルギー分が不足しないようにするというような一時的な代償反応である可能性です。でも、いずれは糖尿病の引き金となるのですから、代償反応だとしてもリスクのある反応ということになりますね。

慢性炎症が怖いもうひとつの理由は、炎症が続くと組織の機能低下が起こるからです。これに気がついたのはギリシャの医師ガレノス（129頃～199頃）です。彼は「医師は自然の召し使いである」と喝破した人ですが、いろいろな病気を鋭い観察力で眺め、炎症が続くとやがてその組織の機能が低下することに気づいたのです。

これを今風に説明すると次のようになります。炎症が続いた組織では細胞が死に始め、そのために組織の微細構造が壊れ、そこに周囲の結合組織から線維成分が入り込んできて組織の柔軟性が失われ、硬くなります。これが線維化とよばれる現象です。つまり正常な細胞が次第に減って線維成分で置き換えられていってしまうのです。こうなると組織の機能は次第に低下し、元に戻りにくくなってしまいます。このようなことが肝臓で起こると肝硬変になります。肺胞（肺の中の小さな袋で、血液－ガス交換の場所）の周囲で起こると肺線維症とよばれます。進行とともに肺機能が低下して息が苦しくなり、やがて呼吸不全とよばれる状態になります。腎臓で炎症が長期化すると、尿を濾過する装置である糸球体が壊れるとともにその周囲の間質で線維化が起こり、これとともに腎臓病が急速に悪化し、腎不全へとつながります。このように、炎症があまり長く続くと、臓器の機能が低下し始め、やがては大変な事態へとつながるのです。

線維化というのは、じつは傷ついた組織が回復する過程（創傷治癒）で生理的に見られるものです。傷ついた組織の間を線維が埋めて、傷が治りやすくする過程のひとつなのです。ところが炎症が慢性化すると、一時的に起こるはずの線維化が止まらなくなり、線維化が進み、その結果、組織が硬くなり柔軟性が失われ、その機能が低下してしまいます。これが慢性炎症で見られる組織の病的な線維化です。

## 1-3　なぜサイレント・キラーとよばれるのか？

既に述べたように、慢性炎症では、必ずしも発赤、腫脹、熱感、疼痛という四徴候がはっきりと見えず、気がつかないうちに炎症が進行することがしばしばです。あまり自覚症状がないまま、気がついたときには臓器の機能不全が始まり、やがては命を脅かすような状態にまでなってしまうのです。あとに述べるように、慢性炎症から「がん」が始まることもあります。

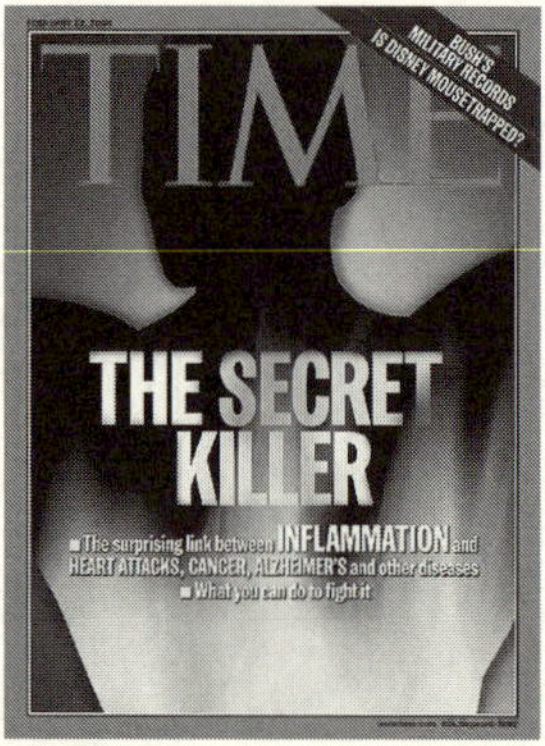


アメリカでは今から約15年前に、慢性化した炎症のことを既にシークレット・キラーとよび、心疾患、がんやアルツハイマー病と深い関係があることを指摘していた

**図1-4　アメリカのTIME誌の2004年2月号の表紙**
**（TIME誌・ホームページより転載）**

また、慢性炎症が神経系のような再生の遅い組織で起こると、取り返しのつかない不可逆的な病的変化をもたらすことになります。アルツハイマー病や多発性硬化症がその例です。

これらのことは、じつは20年近くも前から次第に一般的に認識されるようになり、アメリカの雑誌タイム（ＴＩＭＥ）は２００４年２月号で慢性化する炎症をシークレット・キラーとして取り上げ、その恐ろしさを指摘しました（図１－４）。以来、慢性炎症はサイレント・キラーあるいはシークレット・キラーという言葉でしばしば形容されるようになってきたのです。

## 1-4　慢性炎症の実体

それでは、慢性炎症をもう少し詳しく眺めてみましょう。

先に、炎症がくすぶり型で長引いた場合のことを慢性炎症というと言いましたが、他にどのような特徴があるのでしょうか？　教科書的には炎症組織に浸潤する白血球の種類が違うと書かれています。つまり、急性炎症の場合には、多核球といって細胞の核が分かれていくつかつながっているように見える白血球、その中でも特に好中球とよばれる細胞が主に炎症巣に見られます（図1-5）。

これに対して、慢性炎症の場合にはリンパ球やマクロファージというういわゆる単核球（核が丸くて分かれていない）が浸潤細胞の主体であると書かれています。急性と慢性では炎症に関係する白血球の種類が違うのですね。しかし、これは炎症組織の一部を切り取って顕微鏡で調べないとわからず、一方、組織の採取は血液採取よりもずっと大変で、ちょっとふつうのお医者さんの外来でやるというわけにはいきません。そんなことから、血液でわかる簡単な検査があると助かります。ところが、これがけっこう難しいのです。

これまでも炎症の際に上昇する特徴的な目印として、血液中の白血球数や急性期タンパク質（特にCRPとよばれるタンパク質）の量などが知られていました。しかし、これらは急性炎症だけで

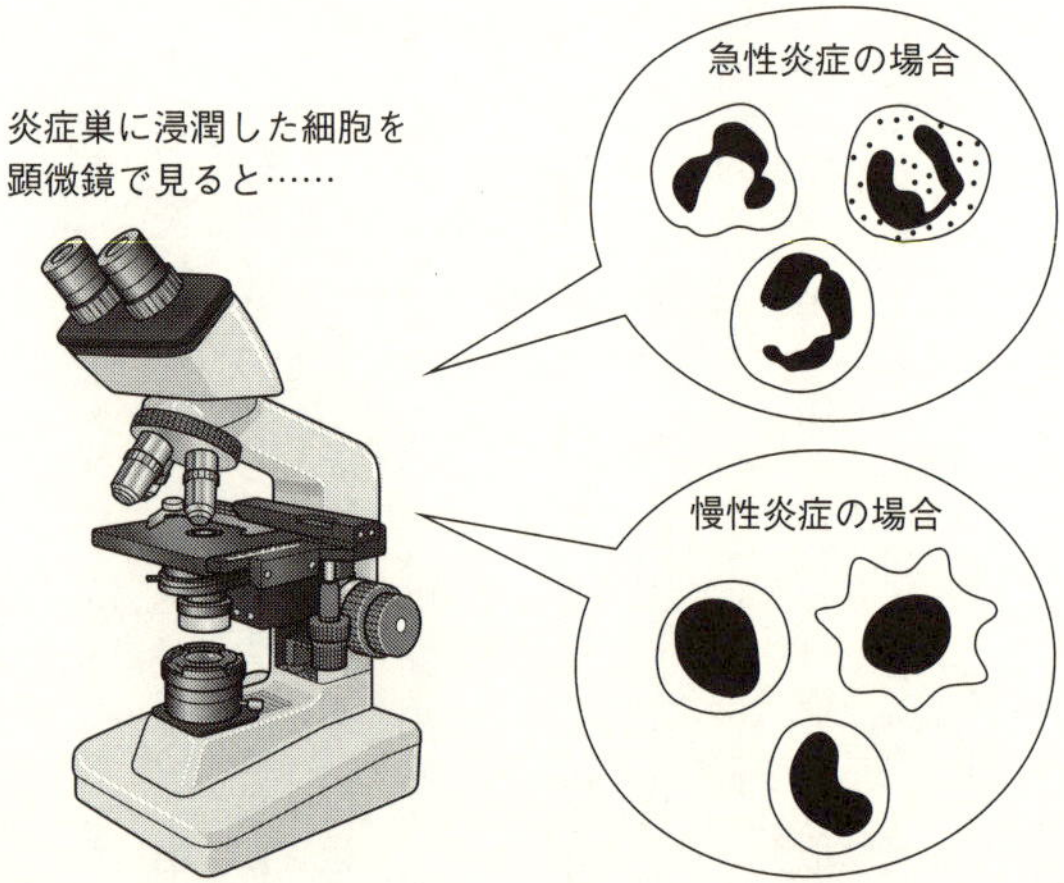


急性炎症では白血球の中でも主に好中球が、慢性炎症では主にリンパ球が炎症を起こした場所に出現する。これを炎症巣への白血球浸潤とよぶ

**図 1-5　急性炎症と慢性炎症では浸潤してくる白血球の種類が異なる**

なく慢性炎症のときでも上昇します。つまり、これまでよく用いられてきた検査項目の中には、慢性炎症だけで特徴的な変化をするものがなく、現状では、血液検査だけでは慢性炎症かどうかを判断できないのです。

そんなことから、現在の医学では、残念ながら、慢性炎症とはこんなものであると簡単に説明できないのです。もしかすると、同じ医師であってもA先生が思っている慢性炎症とB先生が思っている慢性炎症は少し違うかもしれません。でもそれでは科学的に厳密な議論ができません。現代のサイエンスでは、慢性炎症にしかない目印を見つけないと、扱っている異常や病気が

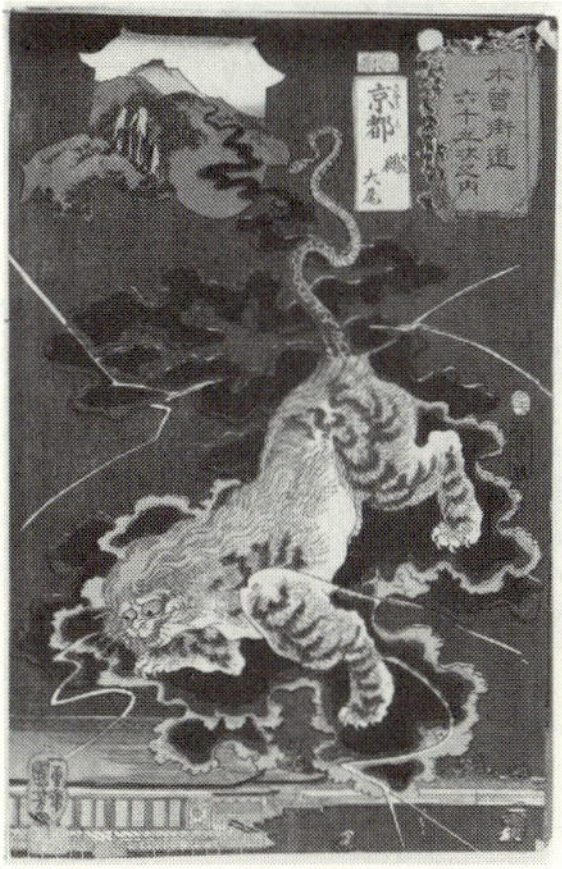


ヌエは想像の産物であり、人の家に住み着いて病をもたらす妖怪として知られていた。この絵は浮世絵師の歌川国芳によるもの

**図1-6　浮世絵に出てくるヌエ（ボストン美術館）**

慢性炎症によるものなのか、はっきりわからないということになります。

図１－６は江戸時代に浮世絵師の歌川国芳が描いたヌエです。ヌエとは日本に古くから伝わる物《もの》の怪《け》とか妖怪のことで、誰もその姿を見たことがないために、想像で描かれています。上の絵では、顔がサル、胴体がタヌキ、手足がトラ、尾はヘビ、となっています。ヌエは知らない間に人の家に入り込み、住み着いて人を恐れおののかせ、病を起こすと考えられていました。まるで慢性炎症のようですね。正体不明で、いつの間にか、からだに入り込み、病気のもととなるのですから。

余談ですが、ヌエは平安時代の武将、源頼政によって京都の御所で弓で射られ、殺

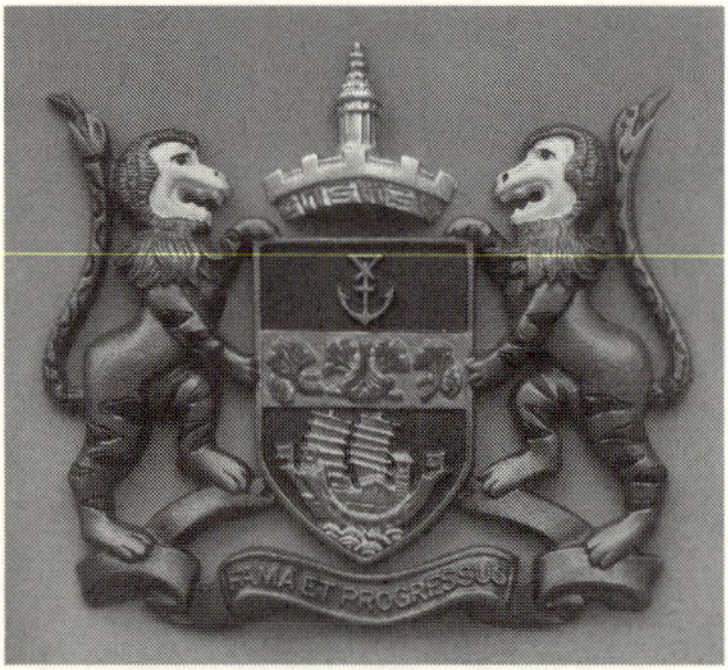

真ん中の盾を挟んで向かいあっているのがヌエ

**図 1-7　ヌエが描かれた大阪港の紋章**

されて淀川に流され、現在の大阪港に流れ着いたとのこと。ヌエの祟りを畏れた村人たちは、ヌエを埋葬し、祠を建てて、ヌエをねんごろに祀ったそうです（鵺《ぬえ》塚とよばれ、大阪市都島区にあります）。後年、ヌエは大阪の港を印象づける動物として、大阪港の紋章となりました（図1－7で向かいあって盾を持っているのがヌエです）。となると、ヌエは悪いことばかりしているのではないかもしれませんね。じつは生体の中でも自然炎症ともよばれる生理的な炎症があり、一見、これは慢性炎症と似ています。これについてはあとの章で触れることにしましょう。

閑話休題。再び慢性炎症に話を戻すと、慢性炎症がいつまでもヌエのようなあいまいな存在では困ります。これに対して日本政府は2010年から慢性炎症研究の重要性を理解して力を注ぎ始めました。そしてその一環として、日本版NIH（アメリカ国立衛生研究所）といわれるＡＭＥＤ（日本医療研究開発機構）が推進する「革新的先端研究開発支援事業」（AMED-CREST）として「炎症の慢性化機構の解明と制御に向けた基盤技術の創出」という名称の研究がスタートしています。そして国内から選りすぐられた17チームにより慢性炎症に対する研究が２０１８年3月まで続けられてきました。日本を代表する第一線の科学者が集結したオールジャパンというべきチーム研究です。その中で私はその研究開発総括という役割を任され、17チームのまとめ役として仕事をしてきました。このAMED-CREST研究により、幸い、慢性炎症の正体やメカニズム、さらには慢性炎症がなぜ万病のもとなのか、などについて、かなりいろいろなことがわかってきました。

以下に、これらのことについてご説明したいと思います。

## １-５　慢性炎症と関わりの深いもろもろの病気とは？

前でも少し触れましたが、慢性炎症と関わりの深い病気は本当にたくさんあります。「慢性炎症は万病のもと」といわれるゆえんです。図１-８に示すように、皆さんがよくご存じのほとんどの病気の根底には慢性炎症があります。動脈硬化、血栓、梗塞、糖尿病、肝硬変、アトピー性皮膚炎、喘息、関節リウマチ、クローン病、潰瘍性大腸炎、アルツハイマー病、多発性硬化症

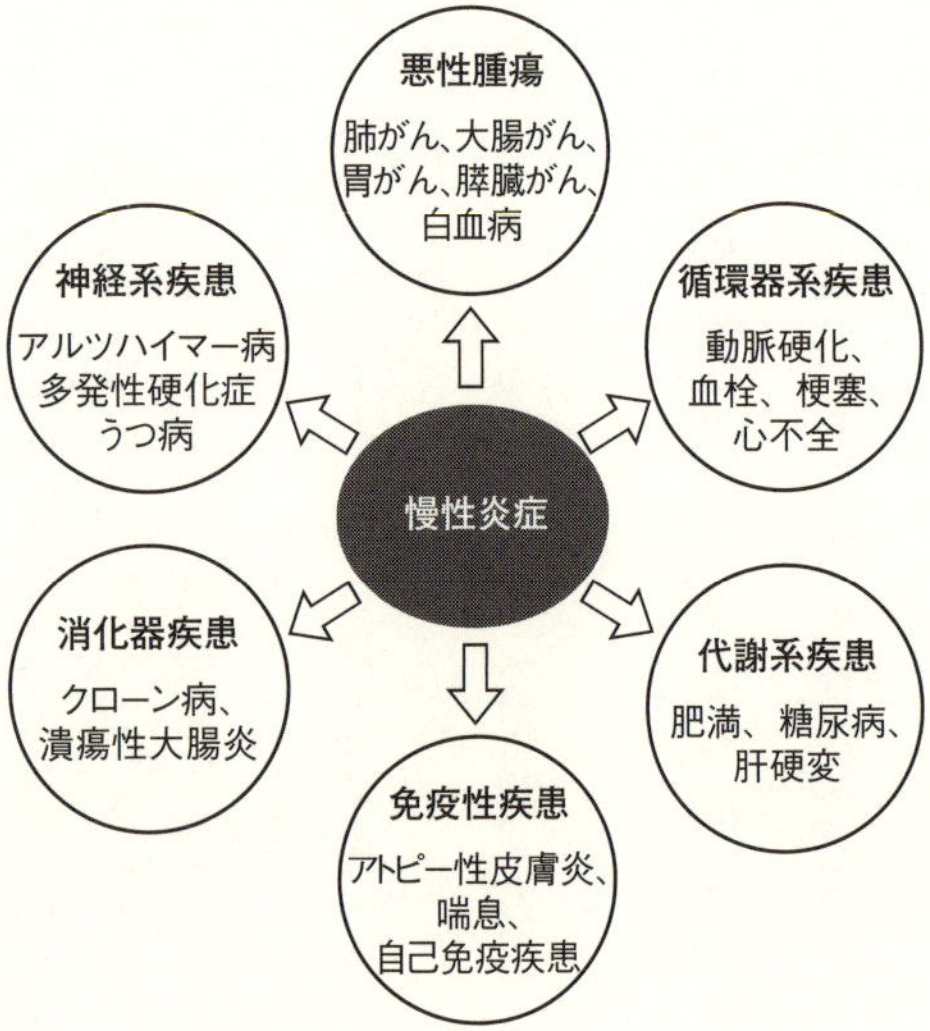


慢性炎症は、この図に示すような多くの病気で、その発症や進展に関わっている。このことから「慢性炎症は万病のもと」といわれる

**図 1-8　慢性炎症は万病のもと**

と、挙げてみたらきりがないほどです。さらには種々のがんまで慢性炎症によって起こりやすくなります。これは大変なことです。

こうなると、慢性炎症がどうして万病のもととなるのか、知りたくなりませんか？　そして、慢性炎症はどうしたら防げるのか、治療薬があるのか、知りたいとは思いませんか？

第2章ではもう少し炎症について説明し、そのあと、なぜ炎症が慢性化をするのかについて考えてみたいと思います。

※註1　インターロイキン（ＩＬ）はサイトカインの一種です。当初、白血球（leukocyte）が作る液性因子で白血球同士（inter-）のコミュニケーションを司るもの、という意味でこの名前がつけられました。その後、多くのインターロイキンが見つかり、現在ではＩＬ－1～ＩＬ－39まで約40種類も知られています。中には白血球以外の細胞によって作られるものもあります。役割は互いに異なりますが、主に免疫系の細胞の増殖・分化・活性化・細胞死の制御に関わります。

※註2　インターフェロン（ＩＦＮ）もサイトカインの一種です。当初、ウイルスの増殖を干渉（interfere）する分子として同定され、このために interferon という名称がつけられました。ヒトではＩＦＮ－α、ＩＦＮ－β、ＩＦＮ－γの三つのものがよく知られています。そのうちＩＦＮ－α、ＩＦＮ－βはⅠ型インターフェロンとよばれ、ウイルス感染により作られ、ウイルスの増殖を抑制します。ＩＦＮ－γはⅡ型インターフェロンに分類され、活性化したＴリンパ球により作られ、免疫細胞の働きを調節する作用を持ちます。インターフェロンも機能的にはインターロイキンといってもいいのですが、ＩＬ－……の番号を持ったインターロイキンより前に見つかったため、インターロイキンとは区別されて分類されています。これはＴＮＦ－αも同様です。インターロイキンの命名法ができる前に発見されているので、ＩＬ－……の番号がついていません。

# 第2章

# 炎症を起こす役者たち

炎症は、まるで多種多様な多くの役者たちによって演じられる演劇やオペラにもなぞらえられます。筋書きがいろいろあり、じつに多彩です。急性炎症は、通常、お手軽テレビドラマのように筋書きがわかりやすく、炎症を起こす刺激が排除されるとともにおさまるので、ほとんどが一過性でハッピーエンドです。ところが、慢性炎症は、まるでワグナーの楽劇のように同じような繰り返しが延々と続いてなかなか終わらず、そうこうするうちに炎症の強さが一定程度を超えると、不幸な結末をもたらします。しかも、どの組織で炎症が起こるのかによってその筋書き、シナリオが大きく変わります。

第1章で、炎症細胞というのは白血球であると述べましたが、じつは白血球には多くの種類があり、細胞ごとに異なる機能があります。急性炎症では主に好中球が、そして慢性炎症ではリンパ球、マクロファージが炎症巣に現れ、炎症の筋書き形成に重要な役割を果たします。しかし、もし白血球だけが炎症に重要なのであれば、どの組織の炎症でも大なり小なり同じような筋書きになってもいいはずです。でも実際はそうではありません。ということは、炎症には白血球だけが関わっているのではなく、組織にもともと存在する細胞や環境も重要な役割を果たしているのです。どうも話がかなり複雑のようですね。

そこで、ここでは炎症を起こす役者たちについて、白血球、非白血球系の細胞に分けて、順番に説明していきましょう。役者の種類が多いのでちょっと面倒ですが、役者の種類を理解すると複雑な炎症の筋書きがわかりやすくなってきます。少し我慢してお付き合いください。

## 2-1 免疫をつかさどるメインプレイヤー「白血球」

ほとんどすべての白血球は骨髄で作られます。骨髄というのは、骨の髄、特に赤色髄という骨の中にある赤い柔らかい組織のことを指します。この中に造血幹細胞とよばれる細胞がいて、すべての血液細胞を作り出します。組織に酸素を運搬する赤血球も、血液凝固に関わる血小板も、生体防御や炎症に重要な白血球も、すべてこの造血幹細胞からできてきます。

前に述べたように、このうち特に炎症巣に入り込んでくるのが白血球です。図２－１に示すようにたくさんの種類があります。

**①好中球**

細菌がからだに入り込んできたときにまっさきに血管から漏れ出して現場にかけつける「火消し役」です。細胞の核が分かれて複数のものがつながっているように見えるので、多核球ともよばれます（実際はひとつの核なのですが、分葉して複数あるように見えます：第１章図１－５参照）。細胞質にはたくさんの顆粒が存在し（このような顆粒を持つ白血球は顆粒球ともよばれます）、この中には細菌

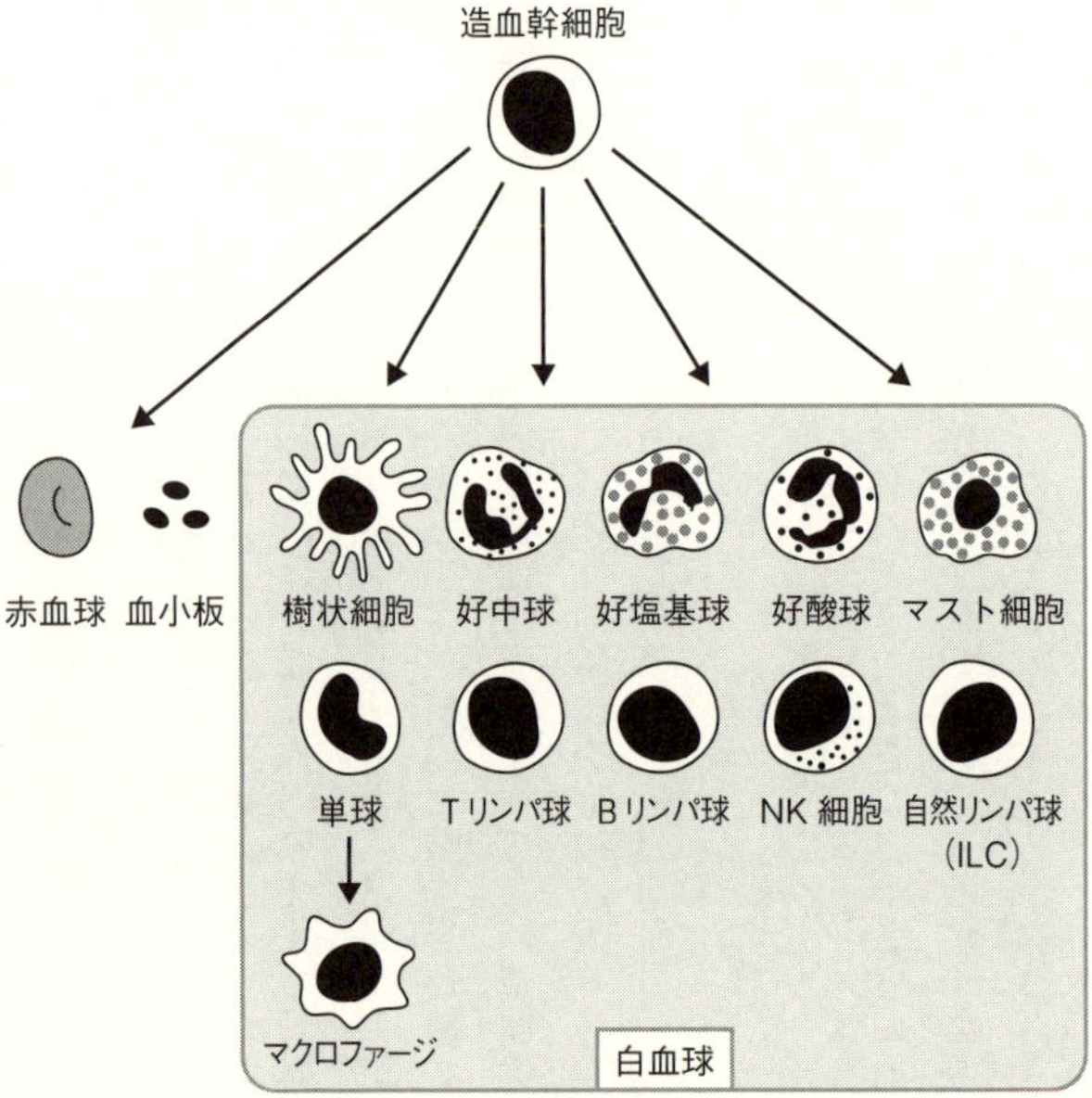


血液中のすべての細胞（赤血球、血小板、白血球）は造血幹細胞に由来する。このうち炎症巣に入り込んでくるのが白血球で、さまざまな種類がある

**図 2-1　すべての血液細胞は造血幹細胞に由来する**

や宿主の組織を傷つける役目を持つタンパク質が詰まっています。好中球のいちばん大事な機能は、細菌を食べて、細胞内に取り込み、殺菌し、分解することです。さらに、刺激とともに炎症性サイトカインや、ロイコトリエン、プロスタグランジンなどの特殊な脂質を放出して、まわりの細胞に警報を発令して、血液中の他の白血球をよび込んできます。すなわち、火事場で火消しと応援部隊のよび込みの両方をしてくれる

のですから、とても優れた細胞ですね。

ただしこの細胞は短命で、割とすぐに死にます。たとえば、傷が感染したときにできる膿は、局所に集まった好中球が死んでできるものです。細菌を食べて死んだ残骸です。好中球は炎症巣に溜まりすぎると死んで顆粒中のタンパク質を放出して組織を傷つけ、このために、一時的にかえって炎症がひどくなります。このときは傷を開いて膿を外に出してやらないと、なかなか傷が治りません。炎症でもまさに「過ぎたるは猶《なお》及ばざるがごとし」で、強くなりすぎると、組織が傷んでしまうのです。

話は少し脱線しますが、ここで白血球の名前のいわれについて説明しておきましょう。白血球を区別する昔からある方法は、白血球を含む液をガラス板の上に薄く広げた状態にして乾燥させ、それをメタノールなどの有機溶媒で固定してから色素で染めて、核や細胞内顆粒の形や染まり方を調べます。このとき、細胞内顆粒が酸性色素や塩基性色素で染まりにくい細胞を好中球といいます。

一方、細胞内顆粒が酸性色素で染まりやすいもの、塩基性色素で染まりやすいものを、それぞれ好酸球、好塩基球とよびます。マスト細胞は日本語で肥満細胞ともよばれますが、これはこの細胞を発見したドイツのパウル・エーリッヒという病理学者が、この細胞がまわりの細胞に栄養分を与えると間違って仮定したためにつけられた名前です。リンパ球はリンパ管の中に多く存在するためにこの名前がつきました。

## ②好塩基球、マスト細胞、好酸球

いずれも細胞内にたくさんの顆粒を持つ顆粒球の一種です。

好塩基球はこれまでその役割がはっきりしなかったのですが、最近、ある種のアレルギー反応（特に喘息）において大事な役割をすることがわかってきました。アレルゲンによって活性化され、インターロイキン４（ＩＬ－４）という特殊なサイトカインを分泌し、あとで述べる自然リンパ球という細胞を刺激してさまざまな炎症性サイトカインを分泌させるのです。

マスト細胞は、好塩基球と似たような細胞内顆粒をたくさん持ち、その中にヒスタミン、セロトニンや種々のタンパク分解酵素が入っています。アレルギーを起こす物質であるアレルゲンの刺激を受けると、細胞がパンクして顆粒の中身が外に出ます。すると、血管の壁が刺激されてゆるくなり、組織に液が漏れるために炎症局所が腫れ、さらに腺分泌が刺激されて組織に液成分が増え、アレルギー症状としてのくしゃみ、流涙などをもたらします。気道では平滑筋を収縮させるために気道が狭くなり、ぜいぜいという息苦しさが現れるようになります。

好酸球は寄生虫の防御に大事な細胞といわれていますが、あとで説明するように、喘息患者の気道にたくさん存在し、炎症性サイトカインやその他の生理活性物質を作り、マスト細胞とともにに喘息特有の症状をもたらす原因のひとつとなります。

このように、好塩基球、マスト細胞、好酸球はいずれもアレルギー、特に喘息の病態形成に重要な役割をすることから、これらの細胞をターゲットにした新しい治療法が開発されつつあります。これについてはさらに慢性炎症の新しい治療法を紹介する第5章で説明しましょう。

### ③単球、マクロファージ

この二つは同じ由来の細胞です。単球は血液中の細胞で、血液から漏れて組織に出るとマクロファージになります。核がひとつに見えるので、あとで出てくるリンパ球とともに単核球ともよばれます。マクロファージは特にものを食べる能力が高く、細菌やもっと大きな粒子や結晶、さらには死んだ細胞も食べることができます。ただし生きた細胞は食べません（死んだ細胞には「食べてください」、自分の正常な細胞には「食べないでください」という札がそれぞれついているのです）。

つまり、[※註1]マクロファージはいわば生体内の「お掃除役」です。そして、不要なものの除去をするだけでなく、異物の取り込みにより活性化されて炎症性サイトカインを含むさまざまなタンパク質を放出して、まわりの細胞を刺激することができます。このような食細胞は神経系、特に脳の中にもいて、ミクログリアという名前でよばれています。あとで説明しますが、ミクログリアは、アミロイドβというタンパク質が溜まって神経細胞が死んでいくアルツハイマー病において大きな役割を果たしている可能性があります。

**④樹状細胞**

細胞の表面が木の枝のようにまわりに突き出ているので、この名前がつきました。この細胞も好中球、単球、マクロファージと同様にものを食べることができるので、一種の食細胞です。未熟なうちは異物を食べて取り込む能力が高く、成熟するとともに食べる能力は減るのですが、取り込んだものを細かく分解して、それをあたかも「これが異物ですよ」というように細胞表面に示し、それを介してリンパ球を刺激する能力を獲得するようになります。この「抗原を提示する」現象は、お母さんが堅い食べ物をかみ砕いて、柔らかくして、子供に「はい食べなさい」と示すかのようです（あとで出てくる「樹状細胞による抗原提示」とよばれる現象です）。

樹状細胞がリンパ球を刺激すると、状況に応じて2通りの相反する反応が見られます。ひとつはリンパ球が活性化されて提示された抗原に対して強く反応し、その結果、そのリンパ球が増殖するというポジティブなもの、もうひとつはリンパ球の働きが止まってその抗原に対して反応できなくなる、あるいは細胞が死ぬ、というネガティブなものです。前者は病原体の侵入に際してリンパ球が働いて効率的な攻撃反応をするために必須の現象です。後者はリンパ球が誤って自己を攻撃しないようにする安全制御機構のひとつで、あとでもう少し説明します。

つまり、樹状細胞は、状況に応じて、リンパ球に対してアクセルにもブレーキにもなりうる細胞で、免疫系が織りなす演劇、オペラの中ではシナリオを変えうる役を持つとても大事な細胞です。

### ⑤NK（ナチュラルキラー）細胞

NKとはナチュラルキラーの頭文字のNとKをとったものです。つまりナチュラルに（何もしなくても）相手を殺すことができる細胞という意味です。ただし、自分自身や自分の同僚は殺しません。自分と同じ目印（MHCとよばれる一群の細胞表面にあるタンパク質で、これについてはあとで説明します）を持つ細胞と接触すると、「殺してはいけない」というネガティブな情報が細胞内に入り、殺せなくなるのです。殺せるのは、その目印を失った細胞だけで、がん細胞がその例です（正確に言うと、すべてのがん細胞ではなく、MHCを失ったがん細胞です。がん細胞はしばしばMHCの発現が低くなったり失われたりします）。そのような細胞に出会うと、活性化シグナルが細胞内に入り、自分の細胞内にある顆粒の中身を放出して相手の細胞を殺します。

じつは、生体の中では毎日何千個というがん細胞ができていますが、これをもぐら叩きのように見つけては殺すという作用をしている細胞のひとつがNK細胞と考えられています。余談ですが、ストレスによってNK細胞の数は大きく減ります。ストレスが多いとがんになりやすいというのは、ひとつにはこのようなことが原因なのかもしれません。

### ⑥リンパ球

リンパ球は、大きく分けるとTリンパ球とBリンパ球があり、Tリンパ球はさらにCD4タイプのものとCD8タイプのものに分けられます（CD4、CD8というのは細胞表面に存在する特定のタンパク質の名前で、CD4あるいはCD8を細胞表面に持つのがそれぞれCD4 Tリンパ球、CD8 Tリンパ球です）。CD4 Tリンパ球の大部分は、他のリンパ球を助ける役目を持っているので、ヘルパーTリンパ球（あるいはヘルパーT細胞）ともよばれます。CD8 Tリンパ球は、ウイルス感染時にはヘルパーTリンパ球の助けを受けてキラーTリンパ球に分化し、ウイルス感染細胞を殺すようになります。一方、Bリンパ球は刺激を受けると、プラズマ細胞に分化して抗体を作るようになります（図2-2）。

A　リンパ球と抗原レセプター

Tリンパ球、Bリンパ球のいずれも、細胞表面に抗原レセプター（受容体）という特定の抗原を認識するためのアンテナ（センサー）を持っています。それぞれをT細胞レセプター、B細胞レセプターと呼びます（図2-3）。専門用語を使うと「抗原レセプターを発現する」という言

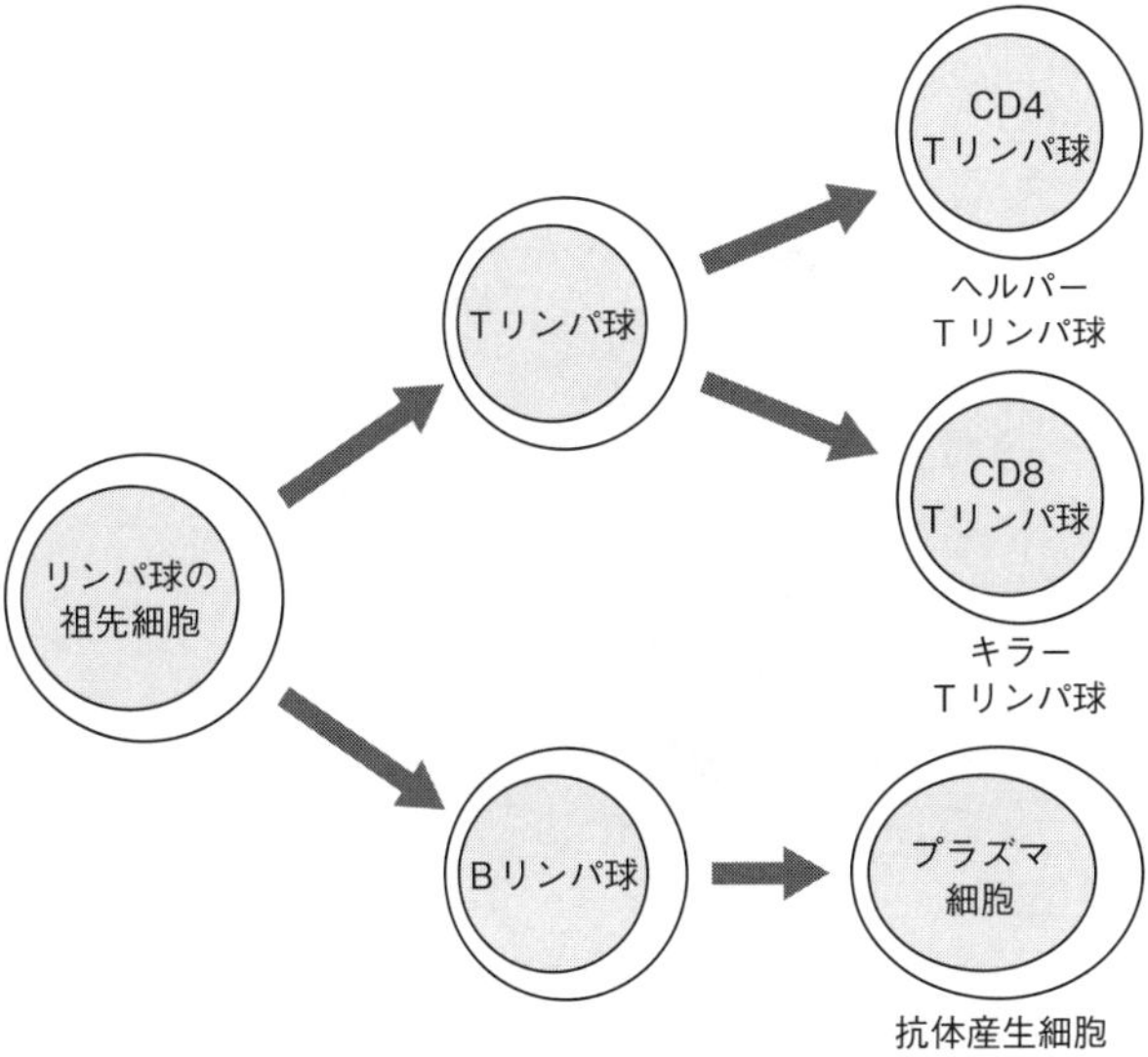


T、Bリンパ球は共通の祖先に由来する。Tリンパ球が刺激を受けると、CD4 Tリンパ球（ヘルパーTリンパ球）とCD8 Tリンパ球（キラーTリンパ球）に分化する。Bリンパ球が刺激を受けると、抗体を産生するプラズマ細胞に分化する

**図2-2　リンパ球は主にTリンパ球とBリンパ球からなる**

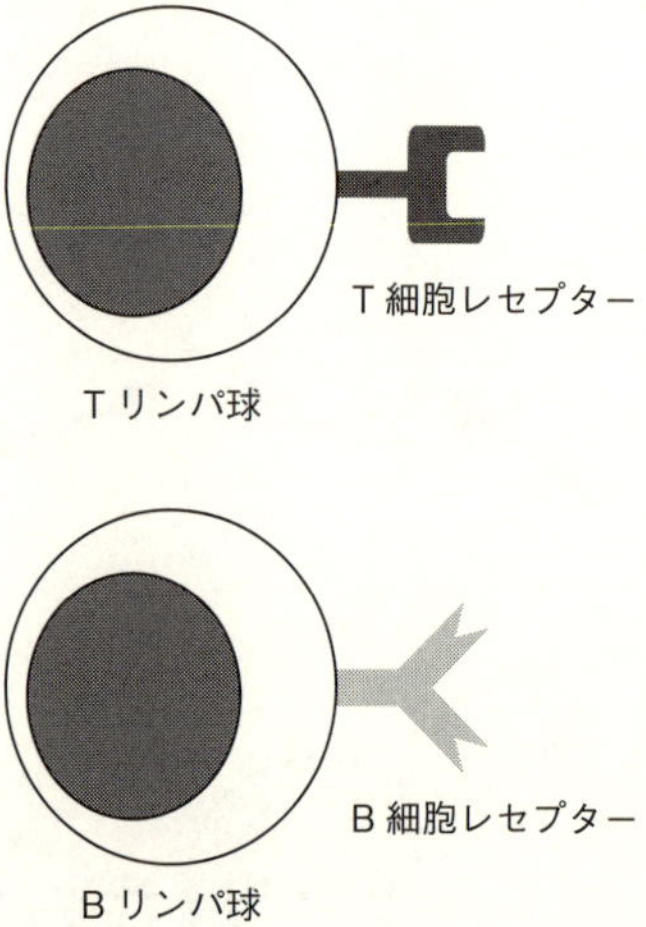


T、Bリンパ球の表面には、それぞれT細胞レセプター、B細胞レセプターが存在する。抗原レセプターに抗原が結合すると、リンパ球が活性化されて、増殖する。抗原と抗原レセプターは鍵と鍵穴の関係である

**図 2-3　リンパ球表面には抗原レセプターが存在する**

い方をします。

抗原というのは、われわれの免疫系が認識する標的のことです。たとえば細菌やウイルスがそうです。実際には病原体の表面や内部には抗原となりうるタンパク質が多数存在します（つまりひとつの病原体は多数の抗原からなります）。

一方、抗原が侵入してきたときにBリンパ球が作るのが抗体です。抗原の定義は、抗体を作る物質です。抗体は抗原によって体内で作られるタンパク質で、特に免疫グロブリンとよばれます。たとえば、インフルエンザ感染が起こると、インフルエンザウイルスに存在す

るいろいろな抗原に対して抗体ができて、一部の抗体は直接ウイルスに結合して殺します。第1章で、サイトカインとサイトカインレセプターが鍵と鍵穴の関係で、サイトカインは鍵穴が合うサイトカインレセプターのみに結合できるといいました。この抗原と抗原レセプターの場合もまさに鍵と鍵穴の関係です。形が合うもの同士が結合し、すると鍵穴を介して細胞内部にシグナルが入り、リンパ球が反応するようになるのです。

Tリンパ球であれBリンパ球であれ、ひとつのリンパ球の表面には1種類の抗原レセプターしか発現していません（図2－3）。つまり、ひとつのリンパ球は1種類の抗原にしか反応できないようになっているのです（これはTリンパ球でもBリンパ球でも同じです。しかしBリンパ球のほうがTリンパ球に比べて反応様式が簡単なので、ここではまずBリンパ球を例にとり、話を進めましょう）。

言い換えると、インフルエンザウイルスに反応できるリンパ球はインフルエンザウイルスを認識できる抗原レセプターだけを持っているので、インフルエンザウイルスだけに反応できるのです。同じくポリオウイルスに反応できるリンパ球はポリオウイルスに対する抗原レセプターだけを持っているので、ポリオウイルスだけに反応できて、インフルエンザウイルスには反応できないのです。

このような抗原レセプターの鍵穴に然るべき鍵（＝抗原、すなわちウイルスあるいはその一部）が入り込むと、そのリンパ球だけが活性化されて増殖を始め、Bリンパ球の場合だと抗体を作るよう

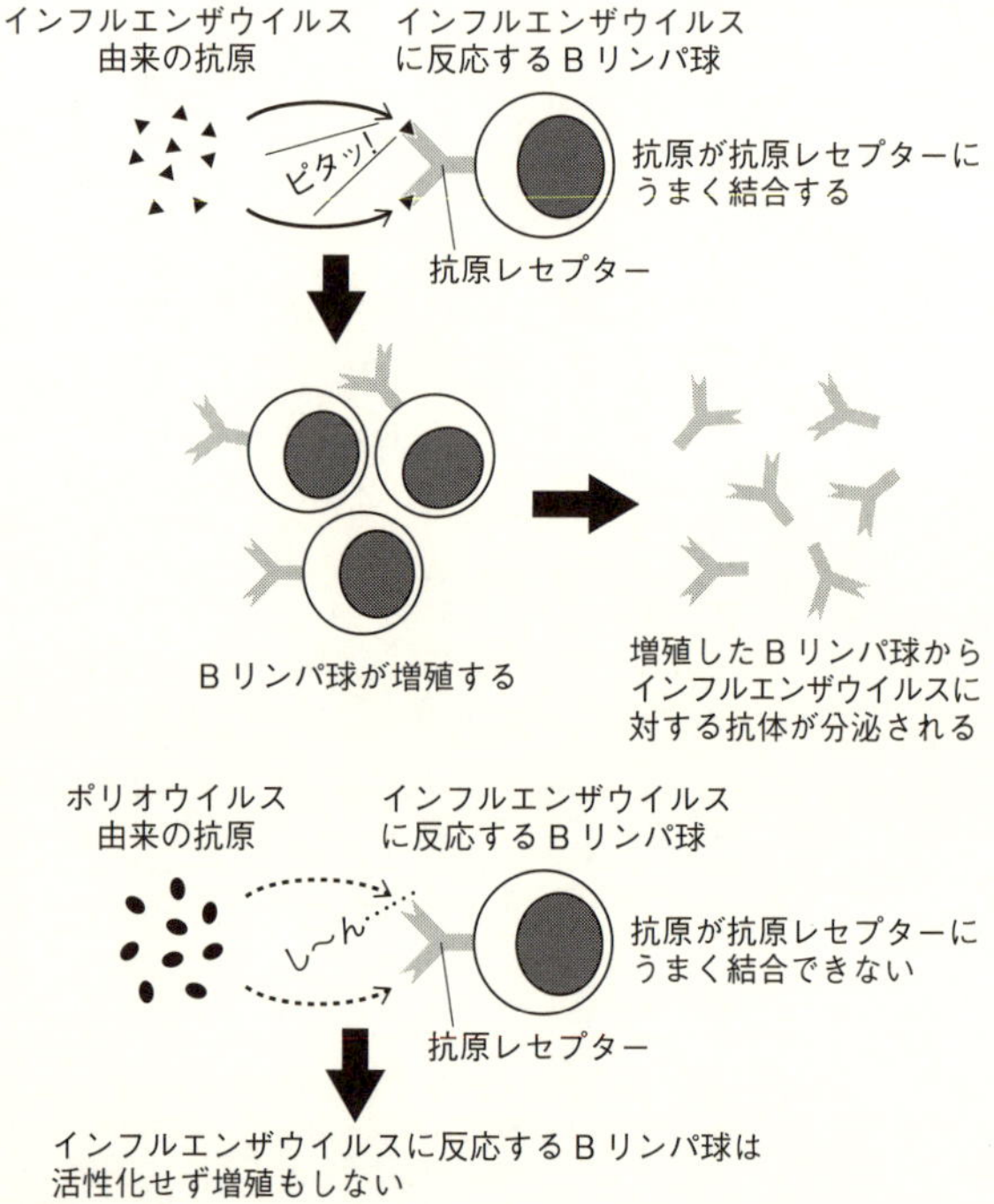


抗原（鍵）がＢリンパ球表面の抗原レセプター（鍵穴）に結合すると、Ｂリンパ球が増えて抗体を作る。たとえば、インフルエンザウイルスが侵入してきた場合、インフルエンザウイルスの成分がＢリンパ球（＝インフルエンザウイルス反応性Ｂリンパ球）の抗原レセプターに結合し、その細胞が刺激を受けて増殖し、インフルエンザウイルスに対する抗体を作るようになる。しかし、このリンパ球にはインフルエンザ以外のウイルスは結合しないため（＝抗原レセプターの形が合わないため）、他のウイルスが入ってきても抗体を作ることはない。つまり、からだの中にはインフルエンザウイルスに反応できるＢリンパ球とポリオウイルスに反応できるＢリンパ球は互いに別々に存在し、それぞれ別々の抗原レセプターを細胞表面に持っている。抗原レセプターにうまく抗原が結合した場合にのみ、Ｂリンパ球はその抗原に対する抗体を作るようになる

**図 2-4　侵入してきた抗原に対して特異的な抗体が作られる**

になります（図２－４）。ですから、インフルエンザのワクチンを受けると、インフルエンザに対する抗体ができるけれどポリオに対する抗体はできない、一方、ポリオのワクチンではポリオの抗体はできるがインフルエンザの抗体はできない、ということになり、これはＢリンパ球の中でも抗原レセプターに抗原が結合したものだけが増えて抗体を作るためです。これを抗原特異的な免疫反応といいます。

ここでは話を簡単にするためにＢリンパ球だけを取り上げて説明しましたが、Ｂリンパ球が抗体を作る働きはＴリンパ球からの助けがあると格段に強くなります。つまり、Ｔ、Ｂリンパ球の両方が同じ抗原に反応すると、強い免疫反応が起こるようになるのです。ただ、Ｔリンパ球がどのようにして抗原を認識するかはちょっと複雑なので、これについてはあとで述べることにしましょう。

外界には１００万種類以上の抗原が存在すると考えられていますが、われわれのからだの中にはそれに応じた種類、つまり１００万種類以上ものリンパ球が存在していて、それぞれが特異的な抗原レセプターを1種類のみ発現しています。このためにわれわれはほとんどすべての抗原に対して反応性を示すことができるのです（おそらくそれができる人たちだけが現代まで生き延びることができて、一方、反応が不十分だった人たちは滅びてしまったのでしょう）。

ところで、抗原レセプターは4本のポリペプチド鎖（アミノ酸が直鎖状につながったもの）からなるタンパク質です。一方、われわれのゲノムには2万数千個の遺伝子しかありません。もし1遺伝子が1種類のポリペプチド鎖を作るとすると、とても100万種類以上の抗原レセプターを作ることはできませんね。このような多様な抗原レセプターが作り出される機構を明らかにしたのが当時バーゼル免疫学研究所の研究員だった利根川進氏（現在、マサチューセッツ工科大学教授）です。彼は、抗原レセプターに関わる遺伝子が「再構成」という現象を起こして「新たな遺伝子」を作り出し、限られた数の遺伝子からとんでもない多種類の抗原レセプターを作り出すことを見いだし、この業績により1987年、ノーベル生理学・医学賞を受賞したのです。

B　リンパ球と二度なしの原理（免疫記憶）

通常、抗原が入ってきてから十分な抗体量ができるまで数日かかります（だから風邪をひくと治るまでに数日かかりますよね）。これは体内にいる抗原特異的なリンパ球の数がはじめは少なく、それが必要な数まで増えるのに数日かかるからです。

しかし、ワクチン接種を受けるとこの状況は大きく変わります。通常、ワクチンは複数回接種しますが、この過程でワクチンに対応する抗原特異的なリンパ球が増殖してその数が大きく増加します。それとともに記憶リンパ球という細胞が増えてきます。特定の抗原に出会ったことを覚

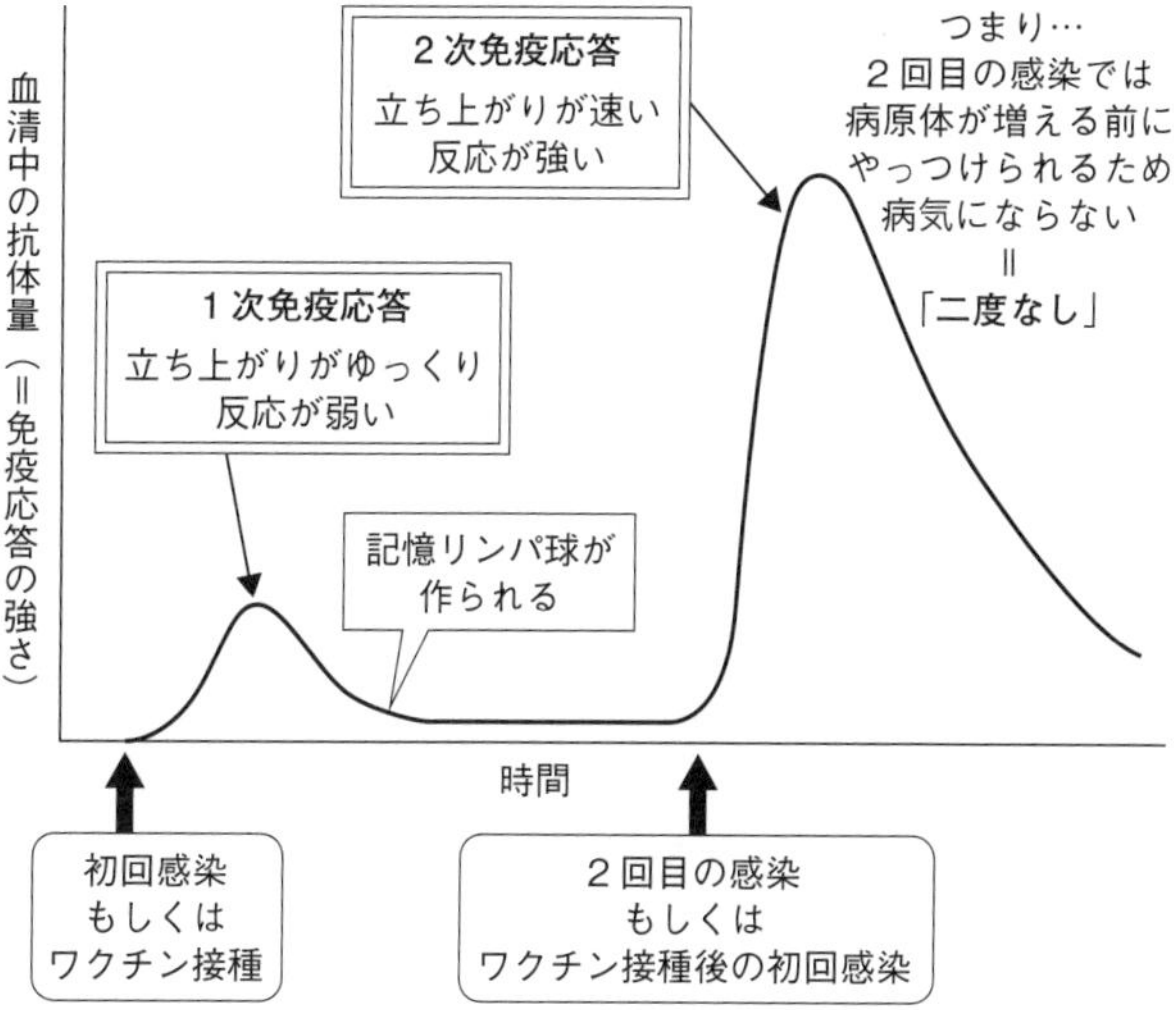


リンパ球が抗原（たとえば病原体）に対して反応するときは、初回は立ち上がりがゆっくりで、反応が弱い（1次免疫応答）。しかし、二度目のときには初回よりも速く反応が立ち上がり、強い反応が見られる（＝2次免疫応答）。これは最初に入ってきた抗原を免疫系が記憶しているからである。このために、二度目の病原体侵入時には、病原体が十分に増える前（＝病気を起こす前）に殺されて、いわゆる「二度なしの原理」が成立することとなる

**図 2-5　ワクチンにより強い免疫ができる仕組み**

えている細胞です。

ふつうのリンパ球は、抗原に反応して増殖し始めるのには1日程度の時間的な遅れがあり、しかも一定数になるまで時間がかかりますが、この記憶リンパ球は然るべき抗原（自分の抗原レセプターに結合する抗原）と出会うとあっという間に増殖を始め、Bリンパ球の場合、抗体をたくさん作ります（図2－5）。

つまり、記憶リンパ球ができていると、抗原が

入ってきてからの反応が非常に速くなり、一度感染症にかかると再び同じ感染症にはかからない（あるいはかかりにくい）という免疫の最大の利点「二度なし」の現象が見られるようになるのです。

C　Tリンパ球とMHC

さあ、以上はBリンパ球を例にとっての話でした。ではTリンパ球はどうなっているのでしょうか？　図2－3で示したようにTリンパ球の表面にも抗原レセプターが発現しています。T細胞レセプターとよばれ、Bリンパ球の抗原レセプターであるB細胞レセプターと構造が少し似ていますが、別の分子です。

47ページで、B細胞レセプターの鍵穴に鍵である抗原が結合するとBリンパ球は増殖を始めると言いました。ところが、T細胞レセプターはB細胞レセプターとは異なり、ある条件が揃わないと、鍵穴に鍵（＝抗原）が結合できず、増殖は始まりません。この「ある条件」とはどんなことでしょうか？　それは、抗原が抗原提示細胞とよばれる細胞の膜上にあるMHCという分子の上に提示されていないといけないということです。さきほど少しだけ触れた樹状細胞による抗原提示という現象です。この抗原提示について触れる前に、まずMHC分子について説明をしましょう。

MHCは、細胞表面にある分子で、ヒトではHLA（human leukocyte antigen：ヒト白血球抗原）

ともよばれます。個人ごとに異なり、非常に多くの種類があるので、個人識別の手段としても用いられます。つまり「名札」のようなものです。MHCは、最初に白血球の上にたくさん発現していることがわかり、ヒトでは白血球を使って個人識別の検査（HLAタイピング）が行われてきたので、はじめは白血球抗原あるいは白血球型とよばれていました、でもじつは他の種類の細胞にも発現しています。

MHCにはクラスⅠ分子とクラスⅡ分子の2種類のものがあります。クラスⅠ分子は身体中のすべての細胞に、クラスⅡ分子は主に抗原提示細胞（樹状細胞が主体）に発現しています。MHCのもっとも大きな機能は二つあります。ひとつは、自分か他人かを区別する「名札」として働くことです。臓器移植の際には基本的には臓器のドナー（供与者）とレシピエント（受取者）の間でMHCが合っていないと移植した臓器が生着しません。「名札」が合っていないとドナーの細胞は異物と見なされ、レシピエントの免疫系によって破壊されてしまうのです。

ちなみに、ヒトの赤血球の型はA、B、AB、O、と四つしかありませんが、MHC分子にははるかに多種類のものがあります。たとえば、ヒトのHLA型の場合、クラスⅠ分子だけでも少なくとも3種類の遺伝子によって決定されます。われわれの遺伝子は父親と母親からひとつずつ受け継ぐので、各個人は少なくとも合計6個のクラスⅠ遺伝子を持つことになります。これらの6種類の遺伝子には多くの個人差があり、3種（6個）の遺伝子の組み合わせによってクラスⅠ

型が決まるので、非常に大きな多様性が生まれます。

さらに、クラスII型も多くの個人差を持つ数個の遺伝子から決定されるので、クラスI、クラスIIの両方を合わせるとヒトのMHCであるHLAには膨大な種類のものがある、ということになります。臓器移植の場合、このような「名札」が合わないとうまくいかないのですから、移植のドナー探しは輸血の場合よりずっと大変な作業となるのです。

もうひとつのMHCの機能は、抗原の一部を自分に結合させて、それを細胞膜の上に提示することです。この場合、抗原を提示する細胞のことを抗原提示細胞といい、そのもっとも代表的なものが樹状細胞です。たとえば、抗原がタンパク質[※註2]の場合、樹状細胞内に取り込まれ、無数の小さなペプチドに分解されますが、そのうち自己のMHC分子に結合できるペプチドだけが樹状細胞内でMHCに結合し、MHCとともに細胞表面に運ばれて抗原ペプチドとして細胞上に提示されるのです。もう少し別の言い方をすると「樹状細胞は抗原分解工場のようなもので、特殊な部屋の中で抗原をペプチドに分解し、ペプチドのうちMHC分子に結合したものだけをベルトコンベアに載せて部屋の外に運び出し、さらに細胞表面にまで運搬してTリンパ球にこれが抗原ですよと示す役割をしている」と言ったらいいでしょうか。

では、どうしてMHC分子が抗原を結合できるのでしょう？　それはMHCの形状を見るとわかります。MHCは細胞表面から外に向かって突き出ている小鳥のエサ台のような形をしていま

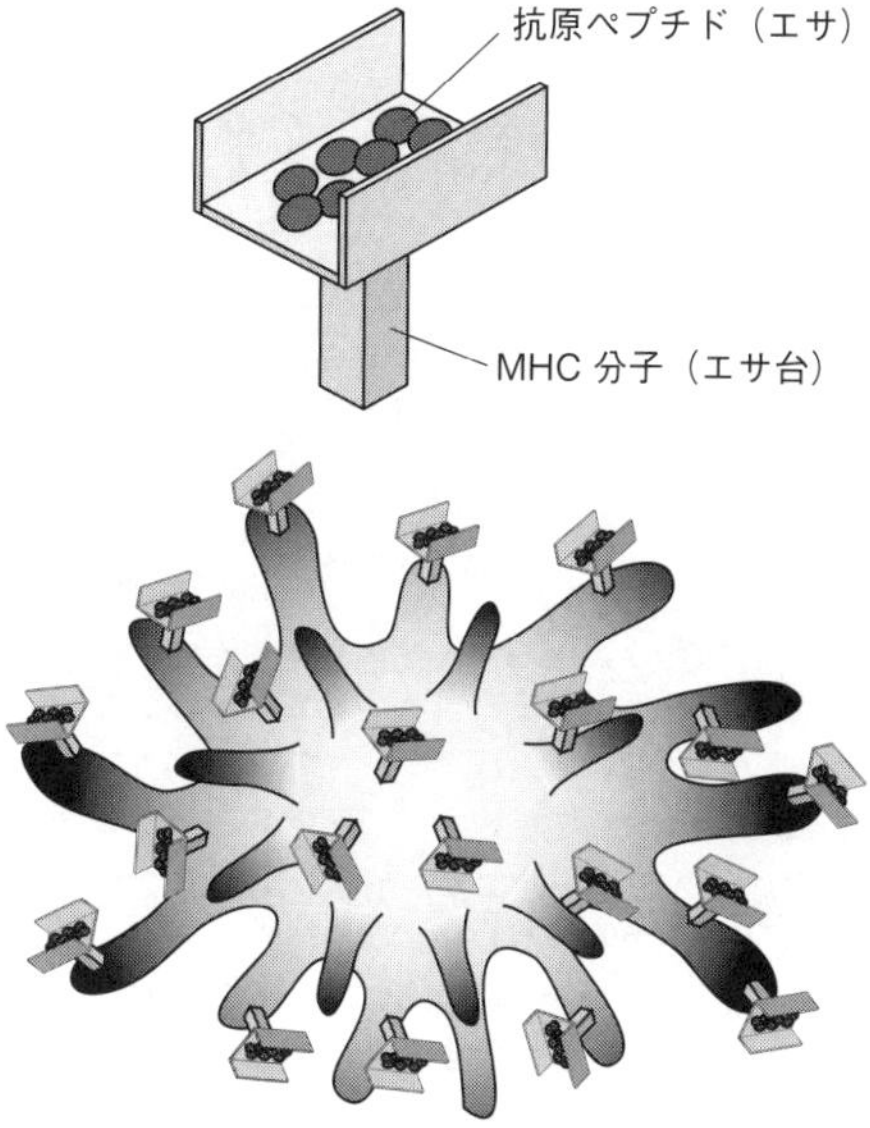


抗原提示細胞（図では樹状細胞）の細胞表面から
外に向かって突き出ているMHC 分子

細胞内の抗原（＝タンパク質）は、分解されてペプチドとなってMHC分子（エサ台）の上に載り、細胞表面に提示される。細胞表面に抗原ペプチドを豊富に提示する細胞のことを抗原提示細胞とよぶ

**図2-6　MHC分子は抗原を載せるエサ台である**

す。エサを載せる部分には溝があり、溝の底にエサ（抗原ペプチド）が載ります。MHCはいわばミニチュアの動くエサ台です（図2－6上）。

細胞内のタンパク合成によりエサ台が合成されると、すぐに細胞内のベルトコンベアに載って細胞表面に移動し、一定時間後に細胞内に戻って分解され、再度合成される、というプロセスを繰り返し

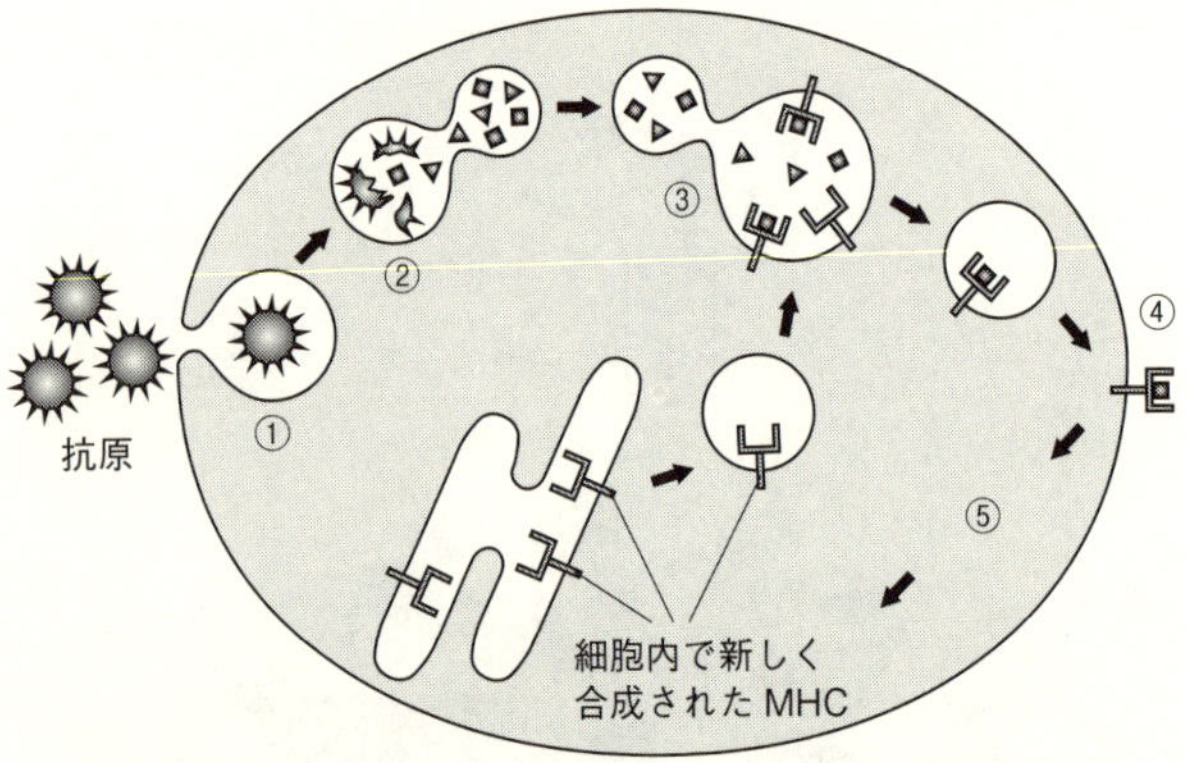


①抗原が細胞内に取り込まれる
②分解され抗原ペプチド（エサ）が作られる
③抗原ペプチド（エサ）がMHC（エサ台）に載る
④MHC＋抗原ペプチドが細胞表面に運ばれT細胞に提示される
⑤再び細胞内に戻り分解・再合成される

外来性抗原が細胞内に入るとペプチドに分解されて、MHC分子の上に載り、細胞表面に提示される。提示された抗原は、一定時間後に再び細胞内に戻り、分解される。この絵は、MHCクラスⅡ分子の場合を示している。MHCクラスⅠ分子の場合は、細胞内に存在するタンパク質由来のペプチドが結合する

**図2-7　抗原は細胞内でペプチドに分解されてMHC分子に載った形で細胞表面に提示され、その後分解される**

ます。このときに、MHCは抗原が分解される部屋を通り、自らのMHCに結合できるペプチドだけをエサ台の上に載せます。このMHC・ペプチド複合体が細胞内のベルトコンベアに載って細胞表面にまで到達するのです。

　ひとつの抗原提示細胞当たり数万個のMHC分子が細胞から外に向かって突き出ていて、その上に抗原ペプチドが載っています

| MHC 分子 | 結合ペプチドの種類 |
|---|---|
| クラスⅠ | 内因性ペプチド |
| クラスⅡ | 外因性ペプチド |

MHC はクラスⅠ分子とクラスⅡ分子からなる。クラスⅠ分子には細胞内のタンパク質あるいはウイルス由来ペプチド（内因性ペプチド）が結合し、クラスⅡ分子には細胞外から入ってきたタンパク質抗原由来のペプチド（外因性ペプチド）が結合する

**図 2-8　MHC とペプチドの結合による MHC･抗原複合体形成**

（図2－6下）。

これがTリンパ球に対して提示されるのです。その後、エサ台であるMHCは常に抗原ペプチドとともに細胞内に回収され、分解され、また新しいものが細胞表面に戻ってくるので、これは非常に動的なシステムです（図2－7）。これで「MHCが動くエサ台である」という意味がおわかりいただけたでしょうか？　まるでミクロの世界のミニ・エサ台ですね。

この場合、MHCにどのようなペプチドが結合するかについて一定のルールがあります。「MHCクラスⅠに結合するのは細胞内にあらかじめ存在するタンパク質由来のペプチド（すなわち内因性ペプチド）であり、一方、MHCクラスⅡに結合するのは抗原提示細胞内に取り込まれた抗原が分解されてできるペプチド（外因性ペプチド）である」というものです（図2－8）。

ただし、MHCクラスⅠの場合は、もう少し細かく言うと、自分のタンパク質由来のペプチドだけではなく、ウイルス感染の際に細胞内で増えるウイルス由来のペプチドも内因性ペプチ

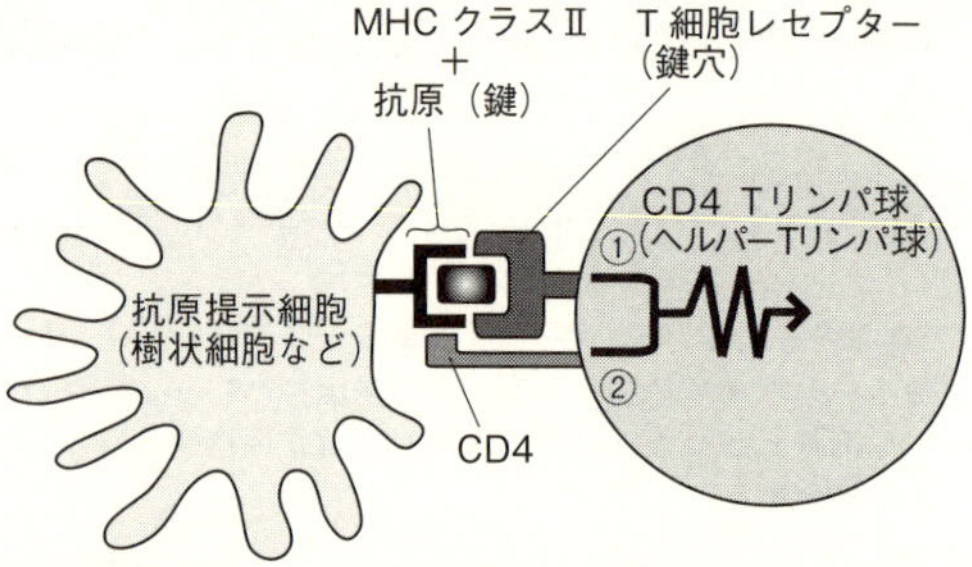


①MHC クラスⅡに提示された抗原とＴ細胞レセプターの結合
＋
②MHC クラスⅡと CD4 の結合
‖
①と②の二つが揃ってはじめてＴリンパ球内に刺激が入る

Ｔリンパ球が抗原を認識するときには、MHC 上に載った抗原ペプチドにＴ細胞レセプターが結合する。このときさらに、CD4 Tリンパ球の場合にはCD4 分子が抗原提示細胞上の MHC クラスⅡ分子と結合することが必要であり（上の図）、CD8 Tリンパ球の場合には CD8 分子が抗原提示細胞上のクラスⅠ分子と結合することが必要である（左ページ上の図）。つまり、抗原ペプチドと抗原レセプターの結合とともに、MHC 分子と CD4 あるいは CD8 分子との結合が起こることによって、はじめてＴリンパ球に適切な刺激が入り、増殖が始まる

**図 2-9　Ｔリンパ球は抗原提示細胞上の MHC 分子上に提示された抗原ペプチドを認識する**

ドと見なされて結合します。このＭＨＣに結合したペプチドがＴリンパ球に対して「抗原」として提示されるのです。したがって、前に述べたようにこのペプチドは抗原ペプチドともよばれます。

ＭＨＣクラスⅠ、Ⅱは、どちらの場合も、細胞内でペプチドと会合したあとに抗原提示細胞の表面に運ばれ、ＭＨＣ・抗原複合体として細胞上に提示され

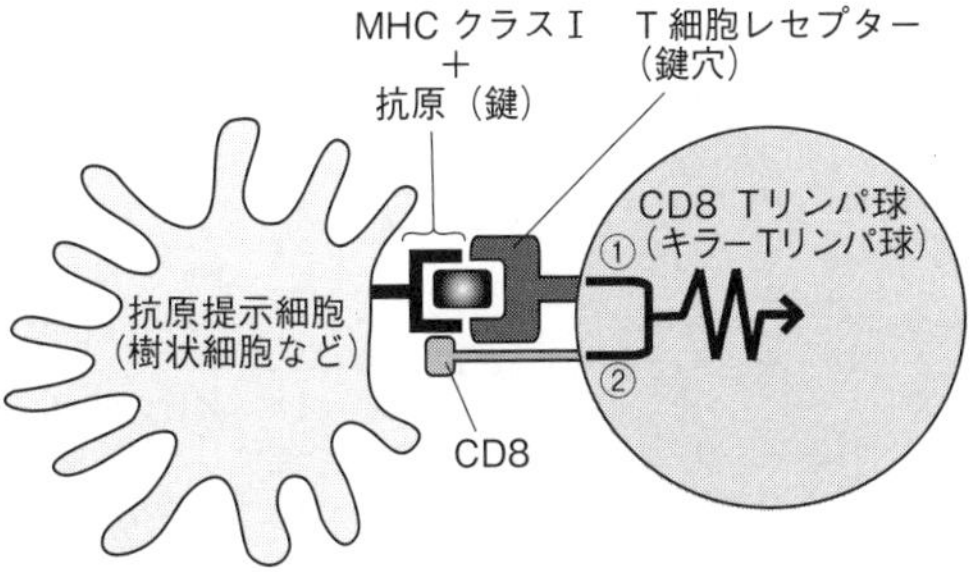


①MHC クラスⅠに提示された抗原とT 細胞レセプターの結合
＋
②MHC クラスⅠとCD8 の結合
＝
①と②の二つが揃ってはじめてTリンパ球内に刺激が入る

ます（図2－9）。

そして、ＭＨＣに提示されるペプチド（＝鍵＝抗原）がＴリンパ球上のＴ細胞レセプターの鍵穴と形が合うと、鍵穴と結合し、このときさらに、ＭＨＣクラスⅠ分子はＣＤ８ Ｔリンパ球上のＣＤ８に、ＭＨＣクラスⅡ分子はＣＤ４ Ｔリンパ球上のＣＤ４と結合します。

つまり、ＭＨＣ上の抗原ペプチドはＴ細胞レセプターと結合し、一方、ＭＨＣはその種類によってＣＤ４ Ｔリンパ球上のＣＤ４あるいはＣＤ８ Ｔリンパ球上のＣＤ８と結合して、最終的に抗原提示細胞とＴリンパ球の間にいわば二つの橋が形成されるようになります。これによりはじめてＴリンパ球に有効な刺激が入り、反応が始まるのです。

「ある条件が揃わないと、抗原はＴ細胞レセプターに結合できない」と前述しましたが、Tリンパ球の場合には、抗原（鍵）が分解されて抗原ペプチドとしてMHC分子の上に提示される必要があり、さらにT細胞レセプター（鍵穴）と形が合わないと結合しないのです。そしてTリンパ球の反応が始まるためには、同時にMHCがTリンパ球上の然るべき分子（CD4あるいはCD8）と結合しないといけないのですから、Tリンパ球の反応様式はBリンパ球に比べてはるかに複雑ですね。

ちなみにMHCは進化した動物ほど高い多様性を持っています。これはMHCの多様性が動物の進化にとって有利であることを反映しているのだと思います。つまり、MHCが多様であるほど、提示できる抗原ペプチドが多様ということになり、多様なMHCを持つ動物ではさまざまな病原体の抗原ペプチドが提示されて免疫系が活性化されやすくなっていると考えることができます。

多様なMHCを持った人類は、病原体に対して有効な免疫を発揮しやすく、特に病原体由来の抗原ペプチドを提示できる特定のMHCを持った人がその病原体の感染から生き延びるチャンスが高かったのかもしれません。われわれの地球上ではMHC発現にはかなりの地域差があることが知られていますが、これはその地域に存在する病原体が異なることを反映しているのかもしれません。つまり、特定の病原体が特定のMHCを持つ集団を選択するという考え方です。

## Ｄ　リンパ球は獲得免疫系の主役

　このような抗原特異的に反応するリンパ球の能力は、個体の発生とともに次第に形成されてくる（獲得される）ことから、リンパ球による反応系は獲得免疫系とよばれます。よく見ると、レディメードとオーダーメードのシステムが組み合わさっています。特定の異物に反応できるリンパ球はレディメードの洋服のようなもので、あらかじめデパートの棚に存在します。それに合うお客さん（＝異物）が入ってくると、その洋服の増産が始まり、特にお客さんの体型によく合った服だけが大量に産生されます。ここはオーダーメードのように見えます。このようにして、抗原によって刺激されたリンパ球だけが増殖するのです。その結果、細胞表面にＣＤ４を持つＴリンパ球（ヘルパーＴリンパ球）は、Ｂリンパ球を助けて抗原特異的な抗体をたくさん作らせ、異物の排除に働きます。一方、細胞表面にＣＤ８を持つＴリンパ球（キラーＴリンパ球）は、ウイルスの侵入時にはウイルスを殺す役目を持つようになり、侵入してきた特定のウイルスを選択的に排除するようになります（図２－２）。

　一方、先に述べた食細胞による反応は、個体発生時に既に存在するので、自然免疫系とよばれます。比較的、特異性がゆるい反応です。食細胞は、リンパ球のような多様性の高い抗原レセプターは持たず、第３章で述べるパターン認識レセプターとよばれる分子群を持っています。このレセプターは、侵入者の外観を見て「自分とは違うな」というような大まかなパターン認識をす

| | 自然免疫系 | 獲得免疫系 |
|---|---|---|
| 主に関与する細胞 | 白血球（樹状細胞、マクロファージ、NK 細胞など）を含む体中のすべての細胞 | 主にリンパ球 |
| 用いられるアンテナ | パターン認識レセプター | T 細胞レセプター<br>B 細胞レセプター |
| アンテナの特異性 | ゆるい<br>（大まかな認識） | 非常に高い |
| 反応開始速度 | 速い（数分～数時間） | 遅い（数日） |
| 反応持続期間 | 短い | 長い |
| 記憶 | なし | あり（二度目以降の反応は最初に比べて強い） |

自然免疫系と獲得免疫系の違いを対比して示す。発生学的に自然免疫系は獲得免疫系に比べて原始的であり、異物侵入時には自然免疫系がまず働き、次に獲得免疫系が働く

**図 2-10　自然免疫系と獲得免疫系の違い**

るので、この名前がついています。異物が侵入してくると、自然免疫系はパターン認識レセプターを介して異物を認識し、活性化とともに異物を排除しようとします。排除が完了すれば、反応はそれで終わりです。

しかし、異物排除が不十分の場合には、その後の獲得免疫系の発動を促し、リンパ球が働き出して抗原に特異的な反応が起こり、抗原に対するピンポイントの正確な反応が見られるようになるのです。最初は槍などの比較的原始的な武器を用いた足軽（食細胞など）による戦闘、次はより高度な弓矢や大砲などの武器を用いた侍（リンパ球）による選択的な戦闘、とたとえてもいいかもしれません。図2-10に自然免疫系

と獲得免疫系の違いをまとめました。

### ⑦自然リンパ球

前のセクションで長々と述べてきたリンパ球は、抗原レセプターを持ち抗原特異的に反応する獲得免疫系の大事な構成成分です。一方、最近、リンパ球とよく似た外見を持ちながら抗原レセプターを持たずに自然免疫系の一員として重要な役割を果たす一群の細胞が知られるようになってきました。これが自然リンパ球です。

タイプ1、タイプ2、タイプ3という3種類のものが知られ、いずれも細胞間の連絡役として働くサイトカインを多量に作り、タイプごとに違うサイトカインを分泌します。これらの細胞はいずれも自然免疫系と獲得免疫系の両方で重要な役割をするようです。正常では異物の排除や傷ついた組織の修復に重要な役割を果たしますが、異常に活性化されすぎると、自然免疫系、獲得免疫系の両方を刺激して、喘息やアトピー性皮膚炎などの病状を悪化させ、炎症を慢性化させる働きがあることがわかってきました。

つまり、自然リンパ球は、状況次第ではからだに良い役割も悪い役割もすることになります。となると、それを制御しているのは誰なのでしょうか？　最近、神経系が働いて自然リンパ球が悪い役割をしないように抑制的に調節しているという報告があります。ストレスは炎症の慢性化と深い関わりがあるので、これはとても興味深い知見です。

⑧NKT細胞

NK細胞とTリンパ球の両方の特徴を持つ細胞で、風変わりなT細胞レセプターを細胞表面に発現しています。通常のT細胞レセプターはタンパク質由来のペプチドしか結合しないのですが、NKT細胞が持つT細胞レセプターは特定の糖脂質を結合させることができ、この糖脂質でNKT細胞を刺激すると、特定のサイトカインを分泌するようになります。

NKT細胞は、自然リンパ球と同様に自然免疫系と獲得免疫系の両方で働くようです。NKT細胞がなくなるとがんができやすくなることから、発がんやがんの進展との関係があるようで、現在、がん患者に糖脂質で刺激したNKT細胞を投与する試みが理化学研究所の谷口克氏のグループにより進められています。

## 2-2 無視できない脇役たち——白血球以外の細胞

これまで炎症に関与する細胞は主に白血球と考えられてきました。それは多数の白血球が炎症巣に入り込み、その白血球が炎症性サイトカインを含む種々の物質を作って炎症特有の症状（発赤、腫脹、熱感、疼痛）を作り出すことが知られていたからです。しかし、前にも述べたように、もし白血球だけが炎症に大事であれば、どこの組織で炎症が起こっても同じようなことが起こるはずです。でも実際はそうではありません。皮膚で起こる炎症と腸管で起こる炎症はその様相が大きく異なります。

その理由は、組織にはじめから存在する組織固有の細胞もじつは炎症の筋書き形成におおいに関わるためです。ここが過去約10年間で新しい知識が次々と得られ、教科書が大きく書き換えられつつある部分です。

もう少し具体的に説明すると、組織の表面を覆う上皮細胞、その下にいる線維芽細胞、血管の内側を覆う内皮細胞、その外側の平滑筋細胞など、臓器にはじめから棲み込んでいる種々の細胞も、異物の侵入を直接に感知してさまざまなサイトカインを作ります。また、白血球が作る炎症性サイトカインの刺激を受けて異物の侵入を間接的に感知することもできます。

つまり、これらの細胞も炎症という演劇、オペラにおけるとても重要な役者たちなのです。これまでは白血球だけが主な役者で、組織固有の細胞はその背景にいるいわば動かない舞台装置みたいに思われてきましたが、炎症においてはじつはどちらも非常に大事な役者たちなのです。これについてはあとの章でもっと詳しく説明したいと思います。

## 2-3 組織の環境を構成する因子（生体に棲み着く細菌ほか）

もうひとつ最近わかってきたことは、組織の環境を構成する因子の重要性です。その例として、組織に棲み着いている細菌があります。われわれの腸の内側には大腸菌を始めとする多種類の細菌が棲み着いています。皮膚の表面にも多くの細菌が棲み着いています。このような細菌のことを常在細菌叢《さいきんそう》とよびますが、最近、これが組織の反応性を決めるのにとても大事であることがわかってきました。

たとえば、細菌性下痢のときに抗生物質をむやみに投与すると、かえって腸炎が悪くなることがありますが、これは常在細菌叢を構成する細菌の種類が変わってしまうためです。どうも細菌というとすべてが悪いと思いがちですが、中にはからだに棲み着いてからだに良いことをする細菌もいるのです。またあとの章で触れますが、炎症を抑える役割をする細菌も存在するようです。

アメリカで約80万人の子供たちを調べた最近の調査で興味深い報告があがっています。生後6ヵ月以内に抗生物質投与を受けた子供のアレルギー発症率は投与を受けなかった子供より4割ぐらい高かったのです（Mitre E, JAMA Pediatrics, 2018）。抗生物質投与により、炎症を抑える良い細菌が減ったり、消えてしまったりした可能性が考えられます。

ところで、これまでは、細菌がからだに入ってくると免疫系が動き出して排除するといっていましたが、では常在細菌叢はどうして存在可能なのでしょう？　からだに病気を引き起こす細菌は、組織のバリアを破ってからだの中に侵入してくるので、通常は免疫系が活性化されて細菌が排除されます。ところが常在細菌叢の場合には、からだの表層にだけ棲み着いていて、容易にはからだの中に入ってきません。腸でも皮膚でも粘液や上皮細胞が構成するバリアが存在し、細菌はその上に載っているのです。したがって、バリアが壊れない限り組織内に侵入できないようになっています。つまり、免疫細胞とは容易には出会わない仕組みになっているのです。

また、万が一、免疫細胞と出会った場合には直接働きかけて、反応しないようにとブレーキをかけている可能性もあるようです。それと、皮膚や腸管では細菌が棲み込める場所というのはどうもスペース的に限られているようです。したがって、そこに常在細菌が先に棲み着いて部屋が一杯だと、有害な細菌が来ても新たには棲み着きにくく、常在細菌叢は間接的に有害な菌を遠ざけるという役目も持っているようです。

以上、少し長くなりましたが、炎症反応に関わる細胞群についてその性質や機能についてひとつずつ説明してみました。覚えておいていただきたいのは、炎症巣には炎症の種類によって異なる種類の白血球が存在し、炎症における主役はこれまでもっぱら白血球であると思われてきたのですが、組織にもともと棲み着いている細胞や細菌なども炎症の発症、進展、終息などに大事な影響を与えるということです。ですから、たとえば、肝臓で起こる炎症と腎臓で起こる炎症は決して同じではありません。

それからもうひとつ覚えておいていただきたいのは、われわれのからだの防御システムは自然免疫系と獲得免疫系という二つのシステムの組み合わせからなっているということです。比較的ゆるやかな認識をする自然免疫系が先に働き、自然免疫系だけで異物を排除できないと、より正確な反応をする獲得免疫系が働き出します。

※註1　マクロファージのような食細胞が細菌を食べ、生体防御に関わることを発見したのはロシアの微生物学者、動物学者であるイリヤ・メチニコフ（1845〜1916）です。彼は血液中に存在する可溶性因子（抗体など）よりも食細胞が生体防御系の主体であると考えたのですが、その後わかってきたことは、あとにも述べるように、からだの生体防御には食細胞を主体とする自然免疫系と抗体を作る獲得免疫系の両方が必須である、ということでした。

※註2　タンパク質とは、多数のアミノ酸がペプチド結合という結合を介してつながったものの総称です。一般に、アミノ酸が50個以上つながったものをタンパク質、50個未満のものをペプチド

といいます。タンパク質がタンパク質分解酵素によって分解されると、ペプチドになります。抗原提示細胞の中でできたペプチドがＭＨＣ分子に結合すると、リンパ球に対して「抗原ですよ」として提示されるので、このペプチドのことを抗原ペプチドとよびます。

# 第3章

# 慢性炎症はなぜ起こる?

## 3-1 危険信号（デンジャー・シグナル）を知る仕組み

この章では、われわれのからだはどのように異物の侵入を感知するのかそのおおよそについて説明しましょう。

**①自然免疫系はどのようにして異物を認識するのか？**

第2章で、獲得免疫系の主要構成成分であるリンパ球が「抗原レセプターという分子を細胞表面に持ち、異物（抗原）の存在を正確に感知する」と説明しました。しかし、自然免疫系を構成する他の白血球表面にはTリンパ球やBリンパ球が持つ抗原レセプターは存在しません。それではどのようなアンテナ（センサー）が用意されているのでしょうか？

A　病原体センサーとしてのTLR

この問いを解いたのが2011年にノーベル生理学・医学賞を受賞したフランス・ストラスブール大学のジュール・ホフマン（Jules Hoffmann）氏とアメリカ・テキサスのハワード・ヒューズ研究所のブルース・ボイトラー（Bruce Beutler）氏、さらに大阪大学の審良《あきら》静男、竹田潔両氏のグループです。

　まず、ホフマン氏はショウジョウバエでカビの感染を検出するＴｏｌｌという分子を見つけました。Ｔｏｌｌ遺伝子を欠損させるとショウジョウバエは自分の身をカビから守ることができず、死んでしまうのです。次いで同氏はＬＰＳ（リポ多糖）という細菌毒素を打っても死なないマウスを見つけ（ふつうのマウスはほとんどがＬＰＳを打つと死ぬ）、そのマウスではＴｏｌｌと似た遺伝子に変異があることを同定し、その遺伝子が作るタンパク質にＴｏｌｌ様レセプター（Toll-like receptor：ＴＬＲ）という名前をつけました。

　さらに、阪大の審良・竹田グループはＴＬＲにはいくつもの種類があることを見つけ、それぞれの遺伝子を欠損させたノックアウトマウスを作り出すとともに、ＴＬＲに結合する物質を探しました。その結果わかってきたのは、ＴＬＲが細菌やウイルスを含むさまざまな病原体の構成成分を認識することでした。

　たとえば、白血球表面のＴＬＲ５は細菌の鞭毛の表面にあるフラジェリンというタンパク質が結合して白血球の活性化を引き起こし、一方、ＴＬＲ５を欠損させた白血球ではフラジェリンを認識できず活性化が起こりません。同様に、ＴＬＲ２はある種の細菌の細胞壁にあるペプチドグリカン、ＴＬＲ７は一本鎖ＲＮＡ、ＴＬＲ３は二本鎖ＲＮＡ、ＴＬＲ９は細菌由来のＤＮＡをそれぞれ認識して白血球を活性化し、炎症性サイトカインや抗ウイルス活性を持つⅠ型インターフェロンなどを産生させることがわかりました。

| 細胞膜に存在する TLR | 認識する相手 |
|---|---|
| TLR2 | 細菌のペプチドグリカン、リポタイコ酸、原虫表面の特定のタンパク質 |
| TLR4 | 細菌のリポ多糖 |
| TLR5 | 細菌の特定のタンパク質（フラジェリン） |
| **細胞内小胞膜に存在する TLR** | **認識する相手** |
| TLR3 | 二本鎖 RNA |
| TLR7 | 一本鎖 RNA |
| TLR9 | 細菌やウイルス由来 DNA（非メチル化 CpG 配列） |

TLR には細胞膜に存在するものと細胞内の小胞膜に存在するものがある。いずれも病原体の種々の構成成分を認識して、病原体センサーとしての役目を果たす。代表的なもののみを示す

**図 3-1　病原体センサー TLR とその認識する相手**

つまり、個々のＴＬＲは出会った細菌やウイルスを細かく個別認識するのではなく、病原体特有の構成成分を大まかにパターン認識して白血球を活性化させるとともに、周囲の細胞も間接的に刺激する（警報を発する）白血球のセンサー（パターン認識レセプター）であることがわかったのです（図３－１）。

遺伝子クローニングの結果、ＴＬＲはいずれも２本のポリペプチド鎖からなる二量体（分子２個が化学的に結合してひとつになっている状態）であることがわかりました。細菌の膜成分を認識するＴＬＲは主に細胞の表面（細菌との出会いが多い場所）に存在し、一方、ＤＮＡやＲＮＡなどの核酸を認識するＴ

| 病原体センサー | 代表的なメンバー | 局在 | 認識する相手 |
|---|---|---|---|
| TLR | TLR1、2、3、4…など約10種類 | 細胞膜あるいは小胞膜 | 細菌、ウイルスなどの種々の構成成分 |
| CLR | Dectin-1、-2、Mincleなど約20種類 | 細胞膜 | 真菌の細胞壁構成成分 |
| NLR | NOD1、2、NLRP1、2、3など約20種類 | 細胞質 | 細菌、ウイルスなどの種々の構成成分 |
| RLR | RIG-1、MDA5など数種類 | 細胞質 | ウイルスRNA |
| cGAS | cGASのみ | 細胞質 | 二本鎖DNA |

細胞の表面や内部には、病原体の種々の構成成分に結合できる多様な分子群が存在し、病原体センサーとして働く

**図3-2　自然免疫系に属する病原体センサー群**

LRは主に細胞内小胞（ウイルスや細菌が分解される場所）を作る膜に存在して、それぞれ異なる場所で病原体センサーとして役割を果たすことも明らかになりました。

### B　その他の自然免疫系の病原体センサー

このようなことがわかると、同様の研究がどんどん進むようになり、TLR以外にも何種類かの病原体センサーが存在することが次々とわかってきました（図3－2）。

たとえば、食細胞を含む白血球の細胞質にはウイルスRNAを認識するRIG－I（リグアイ）様レセプター（RLR）や細菌、ウイルス由来のDNAを認識するセンサーであるcGAS（シーガス）、細菌やウイルスの特定の構成成分を認識するNOD（ノッド）様レセプター（NLR）、さ

らに、細胞膜上にはカビの表面の糖鎖を認識するC－タイプレクチンレセプター（CLR）などがあり、それぞれ何種類もあることがわかってきました。

つまり自然免疫系を構成する細胞の表面や内部には、多種類の病原体をパターン認識するセンサーが存在しているのです。そしてこれらのセンサーが異物を感じると、細胞内にシグナルが入り、炎症性サイトカインや抗ウイルス活性を持つインターフェロンなどが作られ、病原体排除のための炎症反応が進み始めることから、これらのセンサーが異物侵入を感知する自然免疫系のアンテナであることがわかってきました。

第2章では前にT細胞レセプターやB細胞レセプターは非常に多様で、おそらく100万種類以上のものがあり、これはレセプターを作る遺伝子が再構成をして新たな遺伝子を作るためであると説明しました。一方、TLR、RLR、NLR、CLRなどの自然免疫系センサーは遺伝子再構成を起こさず、ゲノムの上にある遺伝情報がそのまま利用されます。

現在、TLR、RLR、NLR、CLRにはかなりの種類があることが知られていますが、全部足してもおそらく100種類以下です。しかし、前に述べたように、個々のセンサーがかなり広い範囲のものを認識するために、全体としては非常に多様なものが認識できるのです。

C　病原体センサーは白血球以外の細胞にも発現している

これとほぼ同時にわかってきた驚くべき事実は、これらの種々の病原体センサー分子が、じつは白血球だけでなく、身体中のほとんどの細胞に発現しているということでした（図３－３）。つまり、これは病原体を感知できるのが白血球だけではなくて実際はすべての細胞であることを意味しており、事実、これを確認すべく行われた実験はこの筋書きをそのまま裏書きするものでした。

これは、医学、生物学の教科書を大きく書き換えるような大変な事実です。というのは、これまでは「異物を認識して排除するのは白血球で、組織の細胞は単なる背景役か良くて脇役」ということが教科書に書かれてきたのですから。さらに、これは異物侵入により炎症を起こすのが白血球と周囲の細胞の両方であるということを意味しており、慢性炎症でいったん組織に炎症が起こるとなかなか白血球が消えないことの説明のひとつとなる可能性があります。

D　一部の病原体センサーは自己成分も認識できる——ＰＡＭＰとＤＡＭＰ

それともうひとつ驚くべき事実がわかってきました。それは、これらのセンサーが細菌やウイルスのような病原体の構成成分を認識するだけでなく、なんと一部の自分のからだの成分まで認識できるということです。

たとえば、細菌壁にあるＬＰＳ毒素を結合するＴＬＲ４は細胞が壊れたときに放出される一部

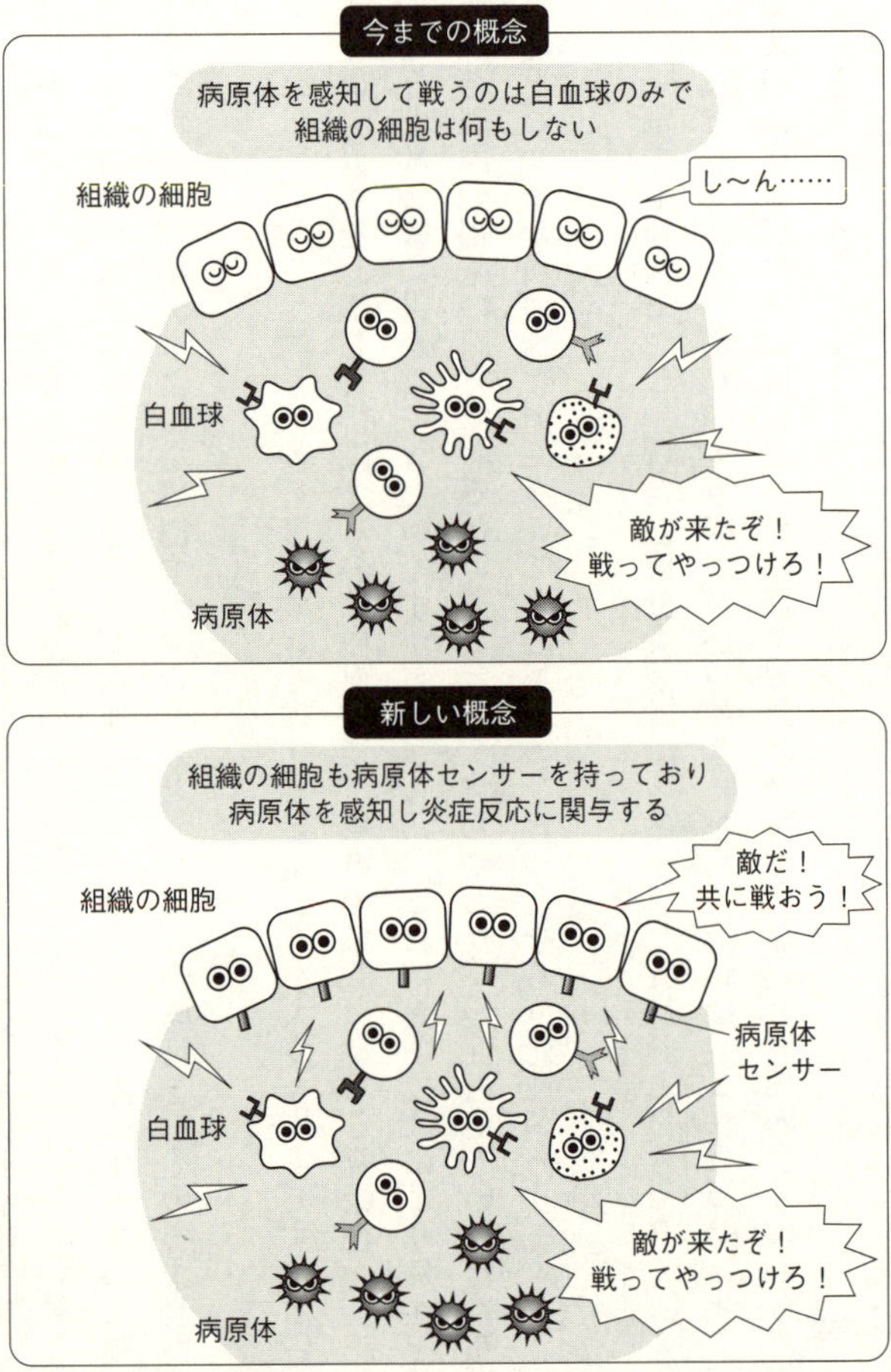


これまでは病原体を感知するのはもっぱら白血球であると考えられてきたが、近年の自然免疫系の研究から、基本的にすべての細胞が病原体センサーを持っていて炎症反応に関わることがわかってきた

**図 3-3　病原体センサーはすべての細胞に存在する**

のタンパク質や脂肪酸を認識して、各種細胞から種々の炎症性サイトカインの産生を促します。NLRのひとつであるNLRP3は、痛風のときに組織に溜まる尿酸結晶や、動脈硬化のときに溜まるコレステロール結晶、さらにはアルツハイマー病の脳に溜まるアミロイドβの結晶まで認識して、炎症性サイトカインの産生に関わります。

つまり、これらのセンサーは、病原体のような外部からのデンジャー・シグナルだけでなく、細胞が壊れたときに自分の細胞から放出される物質や組織に沈着する物質まで内部からのものもデンジャー・シグナルとして感知することができるのです。外部からの侵入者だけでなく「内なるストレス」をも感知できるセンサーと言ってもいいでしょう。言い換えると、自然免疫系センサーを刺激する（=炎症を起こす）のは病原体だけではないのです。これも教科書の記述を変える驚くべき事実です。

ちなみに「内なるストレス」の中には非常に少量、常に作られている物質もあります。自然免疫系センサーはおそらくこのような物質も感知していると思われます。病原体のような外的刺激が存在せずに起こるこのような反応のことを東京大学医科学研究所の三宅健介氏は「自然炎症」と命名しています。

自然免疫系のセンサーについてもう少し詳しく説明しましょう。認識するパターンは大きく分けて2種類あります。ひとつは、病原体成分に特有に存在する分子パターンPAMP（pathogen-

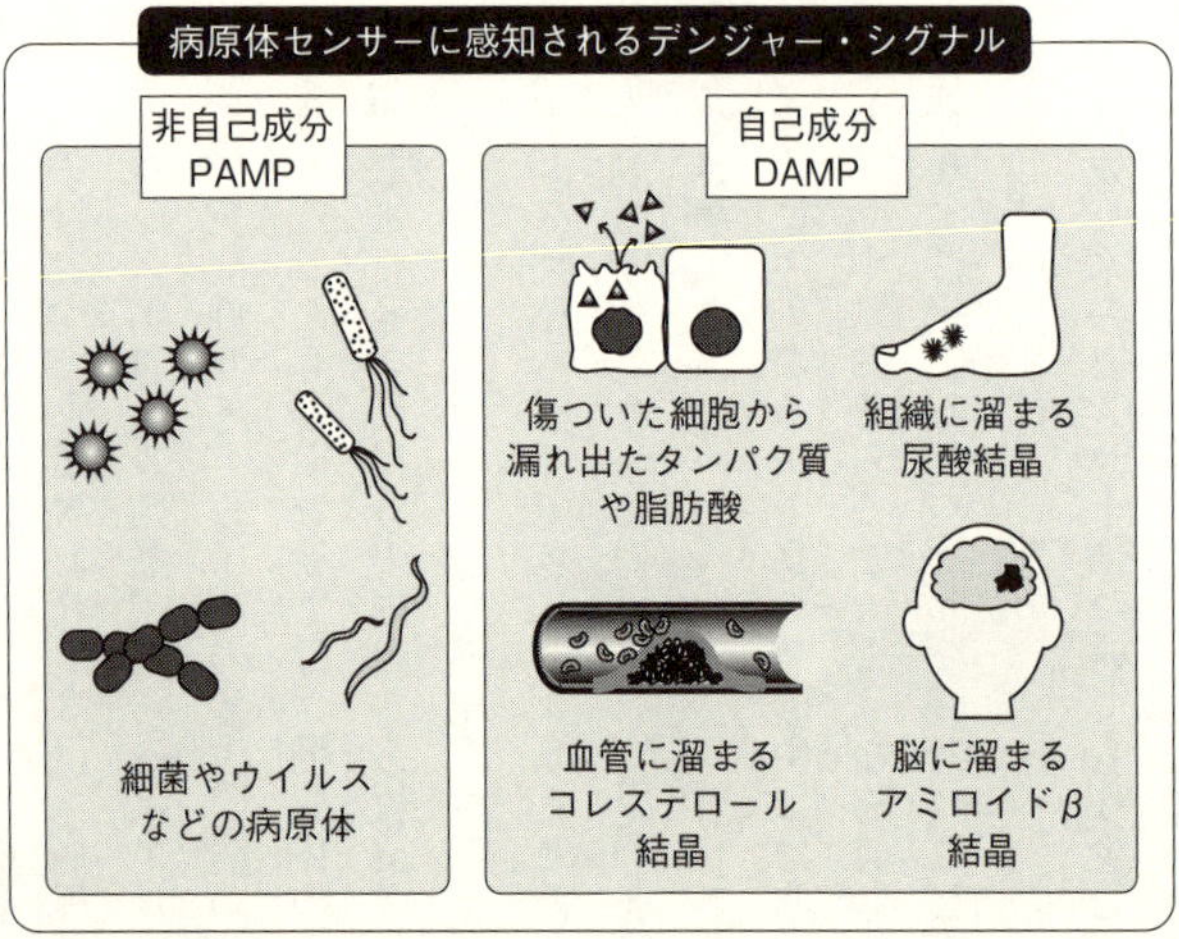


病原体に特有に存在する分子構造（分子パターン）のことをPAMP、細胞が壊れたときに放出される分子構造や組織に蓄積する分子構造のことをDAMPとよぶ。病原体センサーはPAMPだけではなく、DAMPも認識する

**図3-4　病原体センサーは非自己成分PAMPと自己成分DAMPを認識する**

associated molecular pattern：病原体関連分子パターン）です。一部の細菌の細胞壁に存在する毒素ＬＰＳや多くの細菌の鞭毛上に存在するフラジェリンというタンパク質はいずれも典型的なＰＡＭＰです。

もうひとつは、細胞が壊れたときに放出される分子パターンであるＤＡＭＰ（damage-associated molecular pattern：傷害関連分子パターン）です。たとえば、細胞のエネルギーとして使われるＡＴＰは、細胞が死ぬと細胞外に放出されて自然免疫系センサーを刺激するので、典型的なＤＡＭＰです。他にも、傷ついた細胞から放出される熱ショックタンパク質やHMGB1というタンパク質もDAMPとしてよく知られています。

すなわち、自然免疫系のセンサーは病原体の上にあるPAMPだけを認識するのではなく、正常細胞が傷ついたときに出る自己成分の一部であるDAMPも認識するのです（図３－４）。これらのセンサーは、PAMPやDAMPの上にある特徴的な分子パターンを認識するので、パターン認識レセプター（PRR：pattern recognition receptor）ともよばれます。

つまり、PAMPのみならずDAMPによってもパターン認識レセプターが刺激され、細胞から炎症性サイトカインや他の催炎症性物質が作られます。そして、遊離脂肪酸、コレステロール結晶やアミロイドβのようなDAMPは、悪い食生活や組織に対するストレスなどでも生じ、うまく排泄されないと「内なるストレス」として組織に少しずつ蓄積して慢性的な炎症の原因となります（図３－５）。このような要因が重なるとメタボリックシンドローム（内臓肥満に高血圧、高血糖、脂質代謝異常が加わった状態）やアルツハイマー病が悪化していくことになるのです。

また、一度炎症が始まると炎症産物のDAMPができるので、DAMPが局所からうまく除かれないとさらに炎症反応が進み、炎症の慢性化につながる可能性があります。一方、PAMPやDAMPをうまく排除して自然免疫系センサーであるパターン認識レセプターの働きを制御できれば、さまざまな病気の進行を防ぐことができるはずで、これは高齢化社会における大きな朗報となる可能性があります。

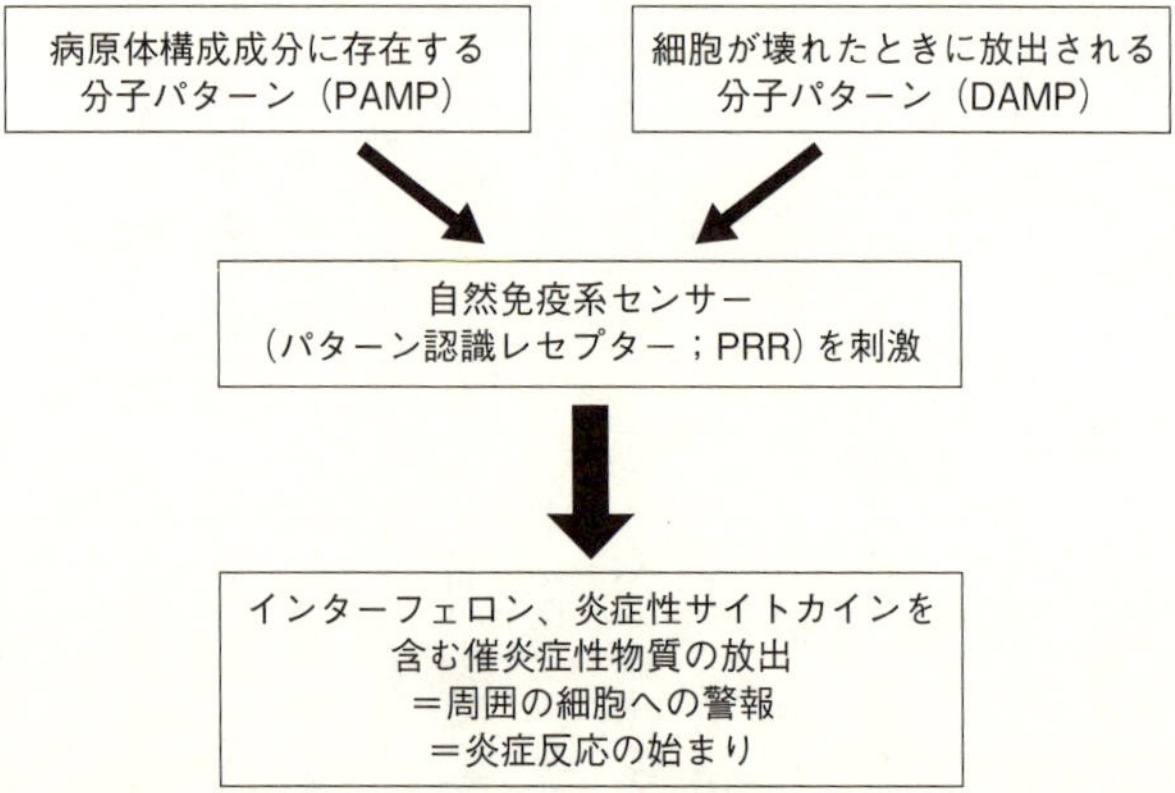
病原体構成成分に存在する
分子パターン（PAMP）
細胞が壊れたときに放出される
分子パターン（DAMP）
自然免疫系センサー
（パターン認識レセプター；PRR）を刺激
インターフェロン、炎症性サイトカインを
含む催炎症性物質の放出
＝周囲の細胞への警報
＝炎症反応の始まり

自然免疫系センサーは、PAMPだけでなくDAMPも認識し、その結果、炎症が起こる。これが繰り返されると、メタボリックシンドロームやアルツハイマー病などが悪化していく

**図3-5　自然免疫系センサー（病原体センサー）がPAMPやDAMPを認識すると炎症が起こる**

じつは自然免疫系を動かすのがＰＡＭＰであり、自然免疫系は獲得免疫系に先立って働くはずであるというのは、１９９０年代後半頃からアメリカ・ハーバード大学のチャールズ・ジェンウェー（Charles Janeway）氏と彼の弟子であるルスラン・メジトフ（Ruslan Medzhitov）氏が提唱していたことでした。その約20年後、ジュール・ホフマン、ブルース・ボイトラーに加えて、樹状細胞を発見したロックフェラー大学のラルフ・スタインマン（Ralph Steinman）の三氏に自然免疫系を活性化する機構を明らかにしたということでノーベル生理学・医学賞が与えられたのです（２０１１年）。

しかし、この考えのもともとの提唱者

であるジェンウェー氏は残念なことに、この8年前（２００３年）に60歳で病没していました。もし彼が生きていたらノーベル賞をもらっていたことでしょう。じつはスタインマン氏は２０１１年10月3日にノーベル賞の授与が発表されたのですが、その3日前にすい臓がんで亡くなっていたのです。しかし受賞決定の時点では選考委員会が本人の死去を把握していなかったということで、当初の決定どおり、スタインマン氏にノーベル賞が贈られました。

それでは次に、ＰＡＭＰやＤＡＭＰにより自然免疫系が活性化されて炎症性サイトカインが作られるメカニズムについて見てみましょう。

**②炎症の仕掛け人、インフラマソームとは？**

先に「炎症性刺激を受けた細胞はＩＬ－１などの炎症性サイトカインやⅠ型インターフェロンを作り、まわりの細胞に対して警報を発令する」と説明しました。つまり、自然免疫系のセンサーが刺激されると、そのシグナルが細胞核にまで到達し、炎症性サイトカイン（ＩＬ－１、ＩＬ－18、ＩＬ－6、ＴＮＦ－αなど）やⅠ型インターフェロン（ＩＦＮ－α、ＩＦＮ－β）の遺伝子が活性化されて、その産物が細胞内で作られ始めるのです。

しかし、炎症性サイトカインのうちＩＬ－１やＩＬ－18は、そのままでは働くことができず、細胞内でカスペース１（caspase－1）という酵素によってその構造の一部が切り取られて活性化し

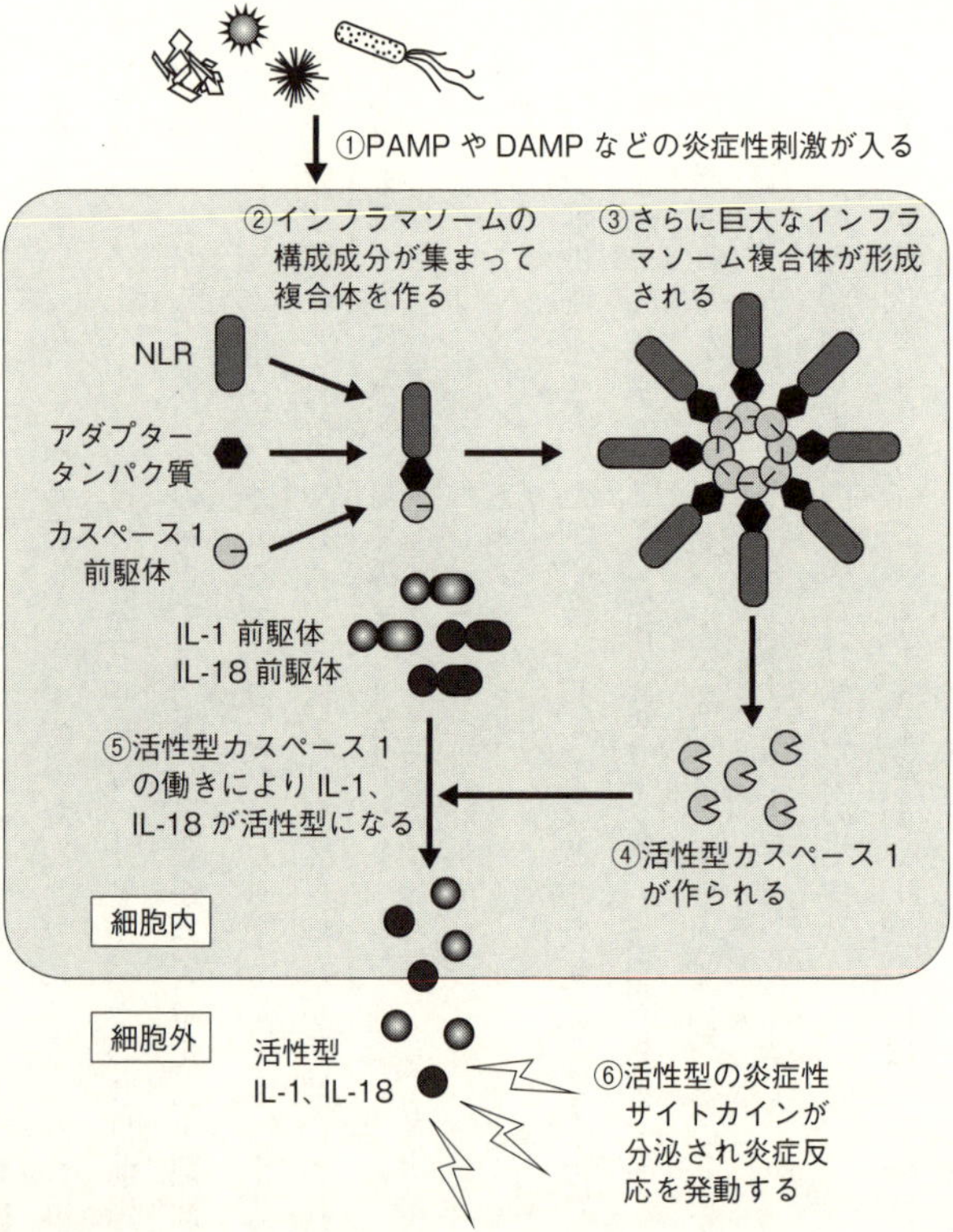


インフラマソームの構成成分（NLR、アダプタータンパク質、カスペース 1 前駆体）は細胞内で別々の場所に存在する。細胞が PAMP や DAMP の刺激を受けると、インフラマソームの構成成分が集まって複合体を作り、これがカスペース 1 前駆体に働いて活性型のカスペース 1 を作る。次に、活性型カスペース 1 は炎症性サイトカイン（IL-1 や IL-18）の前駆体に働いて活性化し、活性化された炎症性サイトカインが細胞外に放出されると、次第に炎症反応が広がっていく

**図 3-6　インフラマソームは PAMP、DAMP により活性化され、炎症性サイトカインを活性型に変換し、炎症反応を促進する**

ないと機能できません。また、カスペース1もはじめは活性を持たず、今から説明するインフラマソームとよばれる分子複合体により活性化されないと、酵素活性が発揮できません。

つまり、細胞内では炎症性サイトカインが暴走しないように安全弁が存在しており、その安全弁を外すのがインフラマソーム分子複合体です。炎症性刺激とともに細胞内にインフラマソームの分子複合体が形成され、できた複合体がカスペース1を活性化し、活性化されたカスペース1が炎症性サイトカインを機能できるようにするのです（図3-6）。インフラマソームが形成されると炎症がまわりに広がるので、そういう意味ではインフラマソームは「炎症の仕掛け人」ともいえるかもしれません。

インフラマソームは炎症を示すinflamma-と「～体」という意味の-someがくっついた言葉です。現在少なくとも4種類のものが知られ、そのうち三つのものでは先に挙げた自然免疫系センサーのひとつNLRが構成成分となっています。

ふつうの細胞では三つの構成成分（NLR、アダプタータンパク質、カスペース1前駆体）が細胞の中に別々に存在していて、インフラマソーム複合体はほとんど形成されていません。ところが、炎症性刺激が入ってくると、NLR、アダプタータンパク質、カスペース1前駆体の三つが一緒になり、それがさらにたくさん集まって巨大な多分子複合体ができあがります。これがインフラマソーム複合体とよばれるものです。この複合体形成によりカスペース1前駆体が活性化され、相

| インフラマソームの種類 | 活性化する分子群 |
|---|---|
| NLRP3 | 細胞外に流出したカリウムイオン、微生物由来の核酸やムラミルペプチド、シリカ結晶、アスベスト、コレステロール結晶、尿酸結晶 |
| NLRC4 | 細菌由来の種々のタンパク質 |
| NLRP7 | 結核菌由来リポペプチド |
| AIM2 | 細菌やウイルス由来の2本鎖DNA（野兎病菌、リステリア菌、ワクチニアウイルス、サイトメガロウイルス等） |

インフラマソームには主に4種類のものがあり、それぞれを活性化する分子群（PAMP、DAMP）が異なる。しかし、いったん活性化されたインフラマソームは、いずれも炎症性サイトカイン（IL-1、IL-18）を活性化する

**図3-7　主なインフラマソームとインフラマソームを活性化する分子群**

手を切断できる機能的なカスペース1に変化します。

切断する相手は炎症性サイトカインＩＬ－１とＩＬ－18の前駆体です。ＩＬ－１やＩＬ－18はカスペース１によりその構造の一部が切り取られることにより炎症性サイトカインとしての機能を発揮するようになります。つまり炎症性刺激によって機能的なインフラマソームができあがると、相手に警報を発する能力を持った炎症性サイトカインができるようになり、これにより炎症反応にスイッチが入り、進行していくことになります（図3－6）。

先に述べたようにインフラマソームには少なくとも4種類の異なるものがあり、活性化する分子群がそれぞれ違います（図3－7）。しかし、どのような活性化分子が働いても刺激を受けていっ

たん複合体ができてしまうと、どのインフラマソームもＩＬ－１とＩＬ－18を切断して活性化するという同じ機能を持ちます。

炎症性刺激が消えるとインフラマソーム複合体はばらばらになり、その機能を失います。つまり、インフラマソームは炎症が起こるとき（＝炎症性サイトカインが作られるとき）に短時間に作られ、炎症が止まるときに分解されるという機能的サイクルを持っています。

しかし、この形成と分解のサイクルが乱れると、消えるべきインフラマソームが消えず、炎症が悪化することになります。実際、最近見つかったいくつもの遺伝性の全身性炎症性疾患でこのサイクルの乱れ（＝インフラマソームの異常な活性化）が見られ、その原因がインフラマソームを形成する成分の遺伝子変異であることがわかってきています。つまり、インフラマソームの異常により全身に炎症が起こってしまうのです。これでインフラマソームが炎症の仕掛け人であるという意味をわかっていただけたでしょうか？

次のセクションではインフラマソームの異常と病気の関係について説明しましょう。

### ③インフラマソームと病気

インフラマソームが炎症性サイトカインＩＬ－１とＩＬ－18の活性化に必要であることを説明しましたが、インフラマソームが細胞内にたくさんできすぎるとその細胞は死んでしまいます。

パイロトーシス（pyroptosis）とよばれる特別な死に方で、強い炎症が続いたときに組織が痛む原因のひとつとなっているようです。Pyro- は熱のこと、-ptosis は細胞死のことです。

慢性炎症では次第に臓器の機能不全が起こりますが、これにパイロトーシスが関係しているようです。また、たとえ細胞が死ななくてもインフラマソームの活性化が続きすぎると、炎症性サイトカインが全身に広がり、全身的に炎症が見られるようになります。すると、炎症が持続的に起こっている個所では線維化という状態が始まり、組織が次第に硬くなり、機能が低下するようになります。

## A　自己炎症性疾患

最近、インフラマソームの異常な活性化が原因となるいくつかの遺伝性の炎症性疾患が見つかり、大きな注目を浴びています。これが自己炎症性疾患（autoinflammatory disease）と総称される病気です。この病気の存在によって、炎症におけるインフラマソームと炎症性サイトカインの関係が非常にはっきりとしてきました。

自己炎症性疾患という名前は既によく知られている自己免疫疾患（autoimmune disease）と似ていて紛らわしいので、少し補足します。自己炎症性疾患とはインフラマソームの異常活性化をきっかけとして起こる一群の病気で、すべての細胞でインフラマソームの活性化が見られ、身体中で炎症反応が起こります。一方、自己免疫疾患というのは、自分の構成成分に対して働くリンパ球の数が増えて自己の体成分を攻撃する病気です。関節リウマチ、SLE、シェーグレン症候群などが代表的なものです。自己免疫疾患の場合、自己を攻撃するリンパ球ではインフラマソーム活性化が見られますが、これは自己抗原の認識による二次的なものです。つまりインフラマソーム活性化が一義的に重要なのが自己炎症性疾患、二次的なのが自己免疫疾患です。

自己炎症性疾患に話を戻しましょう。この疾患の中でもっとも注目されてきたのがインフラマソームのひとつNLRP3の異常活性化によるクライオピリン関連周期熱症候群です。日本では患者数がわずか100人程度と非常にまれな病気ですが、どうして注目を浴びているのかというと、それはこの病気の症状が、インフラマソーム活性化の産物であるIL－1の働きを止めることにより見事に消失し、まさに特定のインフラマソームの活性化によって説明できることがわかったためです。クライオピリンはNLRP3の別名です。

この病気ではNLRP3遺伝子に先天的な変異があるためにNLRP3インフラマソームが活性化されやすく、このためにいろいろな組織で炎症が起こり、蕁麻疹《じんましん》、関節痛や発熱がしばしば見られます。いずれの症状もインフラマソームの異常活性化により炎症性サイトカインIL－1が局所でたくさん作られるためです。これを裏付けることに、IL－1自体を抑える薬やIL－1からのシグナルを受け取るIL－1レセプターを抑える薬がこの病気には有効で、いずれも目覚ましい治療効果があります。

また、家族性地中海熱という病気があります。これは地中海沿岸に住むアルメニア人やトルコ人に多く、日本では数百人の患者がいます。インフラマソームを構成するパイリンとよばれるタンパク質に変異があり、インフラマソームの異常活性化のために全身で炎症症状（腹膜炎、胸膜炎、関節炎、発熱など）が見られます。この疾患でもＩＬ－１を抑える薬がよく効きます。つまり、これらの病気から、インフラマソームの主な役割が活性型のＩＬ－１を作ることであることが確認されてきたのです。

ここでもうひとつおもしろいことがあります。それは、この家族性地中海熱にはコルヒチンという昔からある薬が非常によく効くことです。これまで、コルヒチンは細胞内の微小管という構造が重合するのを阻害する以外にその働きがよくわかっていなかったのですが、最近のインフラマソーム研究から、じつはその抗炎症効果が主にインフラマソームの複合体形成阻害によるものであることがわかってきました。

インフラマソームが機能を発揮するにはその構成成分が細胞内部で集合して複合体を作ることが必要ですが、そのためには細胞内の重合した微小管が必要です。[※註1]コルヒチンは微小管に働いてこのプロセスを抑制するためにインフラマソーム複合体形成阻害剤、つまりインフラマソームの有効な機能抑制剤として働くのです。つまり、最近の研究から、古くからある薬の作用点がじつは、インフラマソームの活性化という炎症研究分野でもっとも注目されている反応段階であることがわかってきたのです。

B　痛風

さて、コルヒチンというと中年男性の方々は何か別の病気との関連で思い出されるのではないでしょうか？　それは加齢やメタボとの関連で知られる痛風という病気です。痛風のときに現れる強い痛みを止めるのがコルヒチンです。でも上に述べたように、昔から使われていたにもかかわらず、その機序は最近まであまりよくわかっていなかったのです。

ところが、最近のインフラマソーム研究から、コルヒチンがじつはインフラマソーム機能阻害剤であることがわかり、このことから、痛風はNLRP3インフラマソームが異常に活性化されている病気であり、自己炎症性疾患のひとつといえることがはっきりしてきたのです。これについてもう少し説明しましょう。

痛風は血液中で尿酸が増えるとともに、組織中に尿酸結晶が溜まって、その結果、足の親指の付け根などの関節が赤く腫れてひどく痛む病気です。その痛みは時に激烈なもので、風が吹いても痛いほどなのでこの名前がつきました。以前はぜいたく病のひとつとされましたが、ぜいたくによる過栄養だけでなく、尿酸代謝がうまくいかない（尿酸が作られすぎ、あるいは尿酸の排出が悪い）場合に起こる病気です。患者の9割以上が男性です。

尿酸結晶は、関節に溜まるだけでなく、血管の壁や腎臓にも溜まるので、動脈硬化や腎不全が進行する原因となります。尿酸値の上昇とメタボリックシンドロームは関連が深く、メタボが始まっている人が尿酸値を高いまま放置していると、組織で炎症が進み、メタボのほうもどんどん悪くなってきてしまいます。

では、尿酸結晶が組織に溜まってくるとどうして炎症が起こるのでしょうか？　それは尿酸結晶が前に述べたＤＡＭＰ（傷害関連分子パターン）として直接ＮＬＲＰ３インフラマソームを刺激して活性型のＩＬ－１を作らせるとともに、細胞内小器官のミトコンドリアを傷つけ、それがさらにインフラマソームを刺激するからです。このようにして作られたＩＬ－１は、周囲の細胞に働いてケモカイン[※註2]と総称される種々の細胞誘引（細胞遊走）分子を作らせ、このために関節内に主に好中球やマクロファージがよび込まれて強い炎症が見られるようになります。ですから、痛風はＮＬＲＰ３インフラマソーム異常活性化病のひとつです。

このＮＬＲＰ３インフラマソームは、尿酸結晶だけでなく、他の結晶物質、たとえばコレステロール結晶や組織に沈着したアスベストやアミロイドなどによっても活性化されます。これが動脈硬化や悪性中皮腫、さらには糖尿病やアルツハイマー病の発症にも関わっているようです。

ここで少し脱線です。先に述べたように、女性は痛風になりにくいのですが、その理由のひとつは、女性ホルモンが腎臓からの尿酸の排泄を促進するために女性の血中尿酸値は男性よりかなり低いからです。

また、痛風はストレスが続いたときに発症しやすくなりますが、これはストレスによって細胞から尿酸が作られやすくなるとともに、ストレスが腎臓に働いて尿酸の排泄を低下させるためであると考えられています。

それと、痛風に関して以前からよくいわれていることに、血中尿酸値と知的活動度やリーダーシップなどとの間に関連があるかもしれないということです。実際に論文を調べてみると、血中尿酸値の高い人にＩＱやモチベーション、さらには社会的地位までが高い傾向があるという報告が数多くあります。しかし、尿酸値が高いからそうなったのか、あるいは高い知的活動度やストレスの多い生活のために尿酸値が上がったのかをしっかりと区別した報告は少ないようです。

## Ｃ　動脈硬化

メタボリックシンドロームは、肥満、高血圧、糖尿病、高脂血症が重なって起こっている状態です。このような状態では動脈硬化が速く進行し、心筋梗塞や脳卒中が起こりやすくなります。この動脈硬化を起こしている人の血管にはコレステロール結晶がしばしば見られます。このような結晶を食細胞が食べるとＮＬＲＰ３インフラマソームが刺激され、活性型ＩＬ－１が作られ、動脈壁にさらに炎症細胞が集まってきます。すると動脈壁が傷つくとともに、その修復の過程で線維芽細胞が増え、血管壁の弾力性がなくなり硬くもろくなってしまうのです。

動脈硬化も一種のインフラマソーム異常活性化病です。事実、心筋梗塞の既往のある動脈硬化がきわめて進んだと考えられる患者を対象とした大規模な臨床試験でＩＬ－１の働きを止める薬を投与したところ、その後の心筋梗塞や脳卒中の発症リスクが非投与群に比べて15％ぐらい減ったという興味深いデータがアメリカのグループから報告されています。これは動脈硬化に対する抗炎症療法が有効であることを示すとともに、動脈硬化の根底に慢性炎症があることを裏付けるものかもしれません。今後、動脈硬化に対するさらに有効な新しい治療法が期待できる可能性があります。

### Ｄ　悪性中皮腫

悪性中皮腫は、アスベスト（石綿）を吸引したことによって起こる悪性腫瘍で、肺や腹腔を覆う膜を構成する細胞である中皮細胞ががん化することによってできます。これまでどうしてアスベストが悪性中皮腫を引き起こすのかよくわかっていませんでしたが、最近のインフラマソーム研究から、アスベストがＤＡＭＰ（傷害関連分子パターン）としてＮＬＲＰ３インフラマソームを刺激して活性化させて、取り込んだ組織に強い持続的な炎症を誘導することがわかってきました。これを裏付けることに、ＮＬＲＰ３が活性化しにくいようにしたマウスにアスベストを投与すると無処置のマウスに比べて悪性中皮腫の発症が遅れます。

それではどうして持続的な炎症が発がんにつながるのでしょうか？　これには、アスベストが中皮細胞に働いて直接的にがんを誘導する、あるいはアスベストで活性化された炎症細胞あるいはその産物が中皮細胞に働きかけて間接的にがんを誘導する、という両方の可能性がありますが、じつはよくわかっていません。

しかし、ＩＬ－１の働きを止めるとマウスでは悪性中皮腫の発生が遅れることがわかっており、前述したアメリカのグループによるＩＬ－１の働きを止める物質の治験では、この物質の投与を受けた患者で肺がん発症のリスクが対照群に比べて大きく減っていたそうです。どうもＩＬ－１の働きを止めると炎症が抑制され、そのためにがんの発症が抑制されるということがあるようです。となると、アスベストを吸引してしまった人たちに対してもＩＬ－１の働きを止めるような治療法が有効なのかもしれません。この炎症とがんの関係については第４章でさらに説明しましょう。

## Ｅ　糖尿病

糖尿病は日本だけで３００万人以上もの患者がいます。１型と２型があります。１型はすい臓のインスリンを作るβ細胞が壊れて血糖値が上がる病気で、糖尿病の5％程度を占めます。2型はインスリンの働きが悪くなって血糖値が上がる病気で、糖尿病の9割以上を占めます。過食や肥満との関係が深いのは後者のほうです。

2型患者のすい臓には膵島アミロイドポリペプチドというタンパク質の沈着がしばしば見られます。このタンパク質はすい臓のβ細胞からインスリンとともに産生されるもので、構造的に凝集しやすく、このためにアルツハイマー病で見られるアミロイドβのように組織に溜まりやすい性質を持っています。組織に沈着すると、尿酸結晶やコレステロール結晶のようにDAMP（傷害関連分子パターン）としてNLRP3インフラマソームを刺激して、活性型のIL－1、IL－18などの炎症性サイトカインを作らせます。

IL－1はさらに別の炎症性サイトカインTNF－αを炎症細胞に作らせ、IL－1、TNF－αはともに細胞へのインスリンの働きを弱めて「インスリン抵抗性」という状態をもたらします。インスリンの働きが悪くなると、細胞内へのグルコースの取り込みが悪くなるために血中のグルコースが上昇し、高血糖となります。

IL－1はまた、糖尿病患者の血液中に増加している遊離脂肪酸とともにβ細胞にストレスを与えて傷害し、このためにインスリンの産生量を減少させ、これも高血糖につながります（図3－8）。つまり、持続的な炎症により糖尿病の準備状態ができあがるのです。

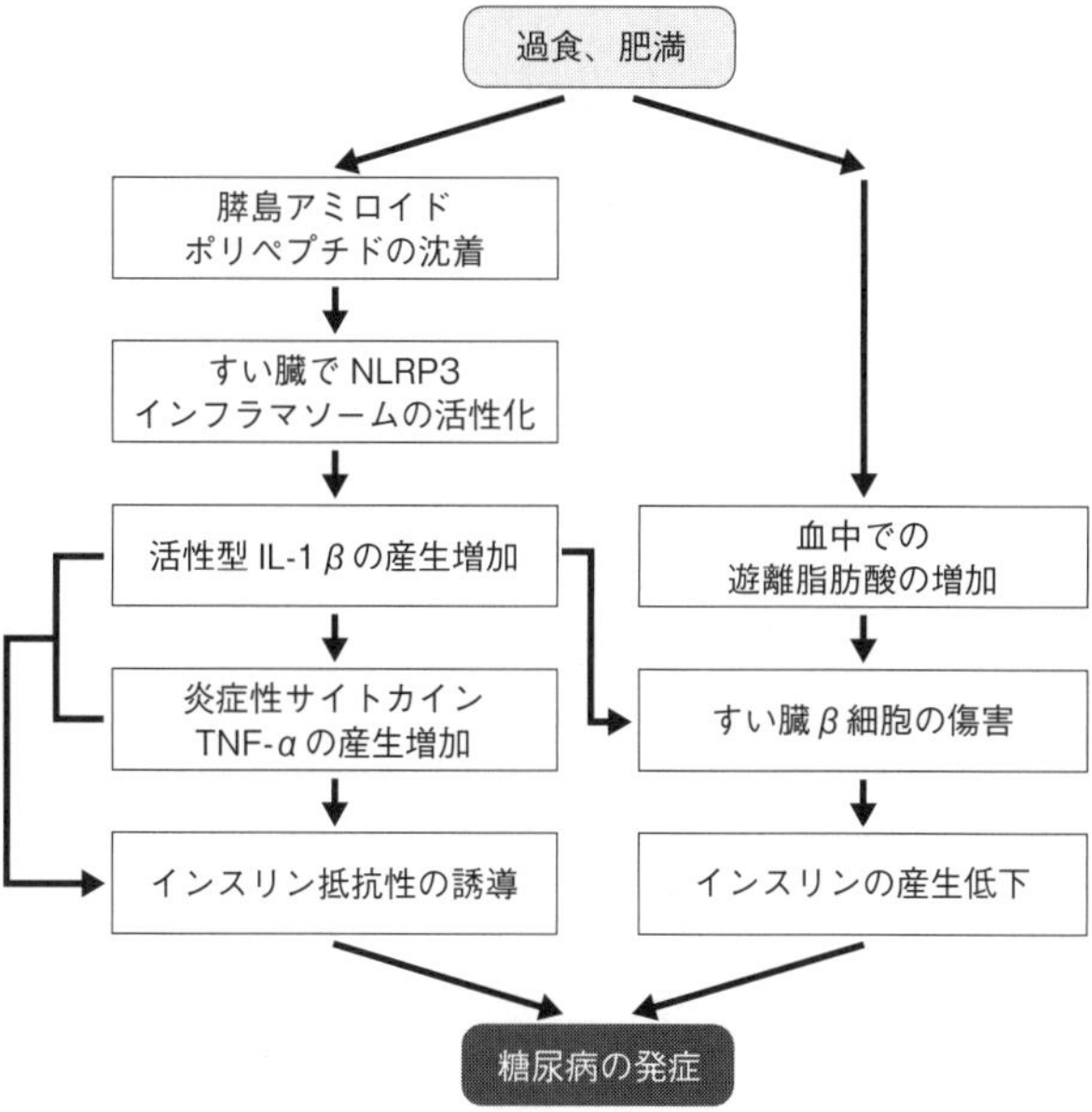


過食や肥満により、血糖を下げるホルモンであるインスリンの産生が低下するとともに、すい臓での炎症によってインスリンの効き目が悪くなり（＝インスリン抵抗性が誘導され）、糖尿病の発症に至る

**図 3-8　過食、肥満により糖尿病に至る分子的な道筋**

　このように、糖尿病においてもＩＬ－１は作られすぎると悪者として働きます。これを裏付けることに、ＩＬ－１の働きを止めるとβ細胞の機能が改善して糖尿病患者の血糖値が低下する、という報告が最近あります。

　以上のことから、これまで代謝性疾患と考えられてきた２型糖尿病でも慢性的な炎症、すなわちインフラマソームの持続的活性化による炎症性サイトカインの活性化がその病態の形成に大きく関わっていることがわかってきました。

F　アルツハイマー病

アルツハイマー病は、65歳未満で発症する若年性認知症のうちいちばん多い病気です。平成28年版厚生労働白書によると日本には50万人以上の患者が存在し、毎年その数が増えていることから、大きな社会問題となっています。

この病気の特徴は、脳にアミロイドβというタンパク質が凝集して老人斑（プラーク）が形成され、神経細胞が死んでいくというものです。その結果、痴呆症状が進んでいきます。アミロイドβは神経細胞やその周囲のグリア細胞で作られ、構造上、多量体を作って凝集しやすいという性質を持っています。凝集したアミロイドが脳の食細胞（ミクログリア）に取り込まれると、NLRP3インフラマソームが刺激されて活性型のカスペース1ができ、その結果、活性型のIL-1が作られます。

実際、アルツハイマー病患者の脳には活性型のカスペース1が多く、マウスでもアミロイドβの著明な蓄積が起こり記憶力低下を示すような系統においてあらかじめNLRP3あるいはカスペース1を欠損させておくと、記憶力低下の程度が著しく軽くなることが報告されています。このように、アルツハイマー病もインフラマソーム活性化病のひとつである可能性が高く、実際にインフラマソームを新しい治療の標的としたアルツハイマー病の治療が現在、開発されつつあります。

またもや、ここで少し脱線です。現在のアルツハイマー病の新しい治療ではアミロイドβの生成や蓄積を止めるような物質の開発に主に目が向けられていますが、はたしてアミロイドβだけがアルツハイマー病の発症に関わっているのかは不明なところがあります。

この点、おもしろいのが１９８６年からアメリカの修道院の多数の尼僧を対象として行われてきたNun Studyです。尼さんを対象としたのは、彼女らが喫煙や飲酒がない同じような住居環境で生活するために外的な影響が少ない状態で調べることができて、しかも亡くなると献体をしてくれるということが主な理由だったようです。その中でわかってきたことは、アルツハイマー病を発症していない人の脳にもしばしば明らかなアミロイド沈着や脳萎縮が見られるということです。

典型的なのは、１０２歳で亡くなった修道女メアリーの脳はアミロイドβ沈着の程度からするとアルツハイマー脳のように見えたのですが、彼女には亡くなるまで明らかなアルツハイマー病の症状はなかったそうです。これまでＮＬＲＰ３の活性化をもたらすことが明らかになってきた物質は非常に多種類あることから、アルツハイマー病の脳にはアミロイドβ以外にもＮＬＲＰ３インフラマソームを活性化する物質が存在する可能性が十分にあると思われます。

アルツハイマー病では微小管に存在するタウタンパク質が細胞内で異常凝集していることも知られることから、このようなことも一部、インフラマソームの活性化に寄与しているのかもしれません。

## 3-2 慢性炎症がおさまらずに続くのはなぜ？

今までの説明から、外から侵入してくる病原体や異物などの外因性のデンジャー・シグナルだけでなく、異常時に形成される分子群である尿酸結晶、コレステロール結晶、アミロイドや、さらには、細胞が破壊されたときに放出されるＡＴＰや、熱ショックタンパク質やＨＭＧＢなどの細胞質タンパク質も内因性のデンジャー・シグナルとして炎症を引き起こすことがおわかりいただけたことと思います。

次の問題は、なぜあるときには炎症が止まらずに長引いて慢性炎症という状態が起こってしまうのかということです。大きく分けて二つの可能性が考えられます。炎症の進行状況を車の運転にたとえると、ひとつは「炎症のアクセルが踏み込まれすぎている場合」です。もうひとつは「炎症を止めるブレーキが効きにくくなっている場合」です。前者の場合、細菌感染などのときに病原体が体内に残ったままでいつまでも消えないと炎症のアクセルがオンのままの状態になるので、炎症が長引くということは理解できます。また、炎症のアクセル役であるインフラマソーム形成や炎症性サイトカインの働きに異常があれば、炎症が長引くことは理解できます。しかし、後者の「炎症のブレーキが効きにくい状態」とはどのようなことでしょうか？　ここでは炎症や免疫反応におけるブレーキ役を果たす役者たちについて目を向けてみましょう。

## ①自然免疫のブレーキ役

これまでマクロファージのような食細胞がデンジャー・シグナルにより刺激を受けるとインフラマソームが活性化されて、活性型の炎症性サイトカイン（ＩＬ-１やＩＬ-18）や催炎症性の脂質（ロイコトリエンやプロスタグランジン）が作られ、ともにアクセル役として働くために炎症反応が進むと説明してきました。しかし、炎症の制御にはブレーキの存在も必要です。

このような観点から注目されているのがエイコサペンタエン酸（ＥＰＡ）やドコサヘキサエン酸（ＤＨＡ）などのオメガ3脂肪酸とその代謝産物です。

脂肪はグリセリンという骨格に3本の脂肪酸が付いています。脂肪酸は炭素鎖が連なるカルボン酸（カルボキシ基-COOHを含む有機化合物の総称）構造をとっています。オメガというのはギリシャ文字の最後の文字で、脂肪酸の場合にはカルボキシ基（-COOH）から数えて最後の炭素末端のことを指し、ここにはメチル基（$-CH_3$）が付いているので、オメガ末端とは脂肪酸のメチル末端と

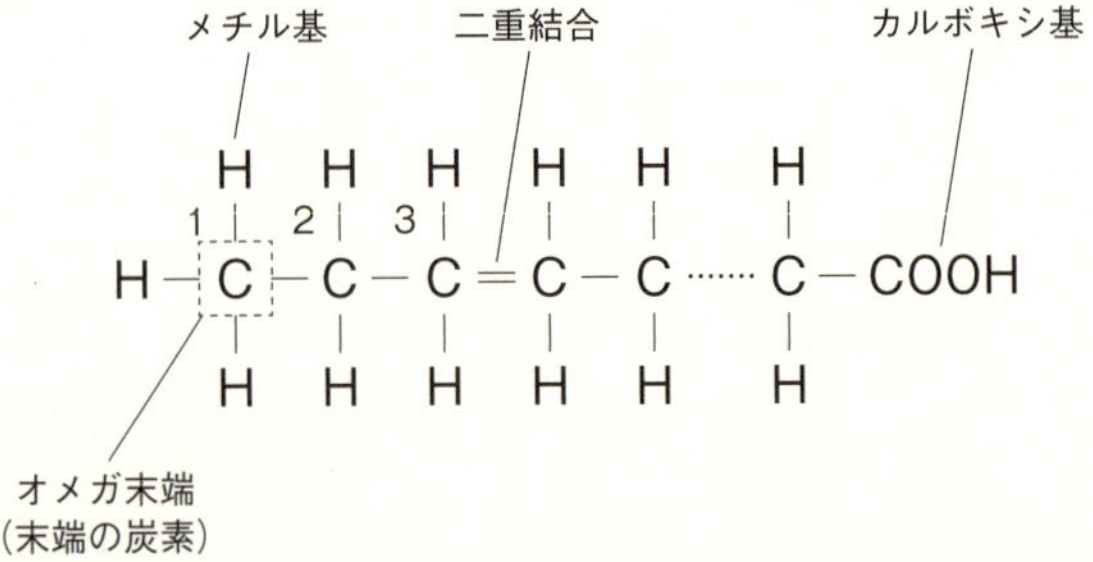


脂肪酸は、C（炭素）、H（水素）、O（酸素）の3種類の原子からなり、炭素鎖が連なる炭化水素の末端にカルボキシ基（－COOH）を持つカルボン酸構造をとる。分子内の炭素鎖に二重結合を持たないものを飽和脂肪酸、ひとつ持つものを一価不飽和脂肪酸、二つ以上持つものを多価不飽和脂肪酸とよぶ。多価不飽和脂肪酸のうち、カルボキシ基の反対側の末端のメチル基の炭素分子から数えて3番目の炭素分子に二重結合がはじめて出現するものをオメガ3脂肪酸という。代表的なものにα-リノレン酸があり、α-リノレン酸が体内に入ると代謝されてEPA、DHAとなる

**図3-9　脂肪酸の構造式**

いうことです。そして、オメガ3脂肪酸とは、このメチル末端から3番目の炭素―炭素結合が二重結合になっているという意味です（図3‐9）。

炭素同士が二重結合をしているものが不飽和脂肪酸ですので、オメガ3脂肪酸は不飽和脂肪酸の一種です。代表的なものに、食用油に含まれるα‐リノレン酸や魚油に含まれるEPAやDHAがあります。EPAは特にイワシ、アジ、サバなどのいわゆる青魚に多く含まれます。

EPAもDHAも体内では合成できず、食物からの摂取により補給されます。EPA、DHAなどの脂質に対して大きな注目が集まったのは、1960年代後半に行われたグリーンランドのイヌ

イット族の疫学調査の結果からです。

イヌイット族は魚やアザラシの肉が主食で野菜をあまりとらないにもかかわらず、心筋梗塞による死亡率が非常に低く、彼らの血液を調べたところ、ＥＰＡやＤＨＡなどのオメガ3脂肪酸の割合が高いことがわかったのです。その後、１９８９年にアメリカから発表されたＤＡＲＴ試験（約２０００名の心筋梗塞後の患者を対象にしたもの）において魚を多く摂取した患者の死亡率が２～３割減少したことが報告されています。

ただこの報告では、魚の摂取量と死亡率低下の間に相関があるかは明らかにはされず、魚を多く摂取するようにアドバイスを受けた人たちの死亡率が受けない人たちに比べて低かったという事実のみが示されています。これについてはまたあとの章で改めて触れることにしましょう。

## Ａ　抗炎症性脂質

ＥＰＡやＤＨＡの代謝物には炎症を抑制する働きがあるようです。ハーバード大学の有田誠（現在、理化学研究所）、チャールズ・セルハン（Charles Serhan）両氏は炎症が終わる頃の組織には必ず炎症を終息させる物質があるはずと想定して、マウスを用いて炎症抑制性の脂質を探しました。その結果、レゾルビンE1、レゾルビンＤやプロテクチンなどの脂質が見つかってきました。おもしろいことに、これらの脂質はいずれも実験的炎症モデルでは強く炎症を抑える効果があり、レゾルビンE1はEPAが炎症部位で代謝されてできること、一方、レゾルビンDやプロテクチンE1はDHAがやはり炎症部位で代謝されてできることがわかりました。

先に触れたように、既にEPAやDHAなどのオメガ3脂肪酸には炎症を止める作用や心臓や血管を保護する作用があることが示唆されていたことから、これらの知見は非常に興味深いものです。今後は、ヒトの慢性炎症性疾患においてもこれらの知見が再現できるかどうか、そしてもしできたとすれば、炎症局所でこれらの物質が作られるように人工的に誘導可能かどうか、さらには、これらの抗炎症性脂質を投与した場合に実際に慢性炎症を鎮静化できるのかどうか、などのことが明らかになってほしいものです。

B　抗炎症性マクロファージ

第2章で、食細胞であるマクロファージが異物を取り込んで活性化されると炎症性サイトカインや炎症を起こす脂質（ロイコトリエンやプロスタグランジン）を作り、これらの物質がまわりの細胞に対する警報役としても働くと説明してきました。ところが、近年の研究から、実際の話はもう少し複雑であることがわかってきました。ある状況のもとでは、どうも炎症を抑えるマクロファージも存在するらしいのです。そこで最近では、これらの2種類を区別して、炎症を起こすほうの集団を1型（あるいはM1）マクロファージ、炎症を抑える集団のほうを2型（あるいはM

2）マクロファージとよぶことが多くなっています。

1型マクロファージは、病原体侵入などの刺激によって血液由来の単球が組織に出てできるものので、主にＩＬ－1、ＩＬ－6、ＴＮＦ－αやタイプⅠ（Ⅰ型）インターフェロンなどの炎症性サイトカインを作ります。一方、2型マクロファージは、もともと組織に常在しているマクロファージが別の刺激を受けることにより分化してできる細胞です。主にＩＬ－10というサイトカインを作ります。ＩＬ－10は、樹状細胞やマクロファージに働いてその活性化を阻害することから、炎症反応を抑える働きがあります。2型マクロファージはさらに、傷ついた組織の修復や血管新生なども助ける働きを持っているようです。

最近大きく注目されているのは、これらのマクロファージ集団の変換が肥満の進行や糖尿病の発症と深い関連を持っているらしいことです。正常人の脂肪組織には2型マクロファージが多く、一方、肥満の進行とともに脂肪組織では2型マクロファージが減って、1型マクロファージが増えてきます。

1型マクロファージは炎症性サイトカインを作って他の細胞にインスリン抵抗性をもたらすことから、この細胞集団が増えるとインスリンが効きにくくなるために血糖値が上がり始め、糖尿病の準備状態となります。一方、2型マクロファージは、むやみに炎症が起こらないように脂肪組織の恒常性維持に大事な役割をしているようです。つまり、肥満の進行とともに脂肪組織に存在するマクロファージの種類が変化すると、都合の悪いことが起こってくるようです。

それではどうして肥満とともに1型マクロファージが増えるのでしょう？　ひとつの理由は、肥満とともに増加する特定の脂質（特に長鎖の飽和脂肪酸）がパターン認識レセプターのひとつであるＴＬＲ４を直接的あるいは間接的に刺激して、その結果、脂肪組織で炎症性サイトカインが作られるようになり、マクロファージが活性化されて、２型から1型に変化するようです。一方、正常脂肪組織で2型マクロファージが多い理由は、２型マクロファージの分化に必要なＩＬ－４というサイトカインを作るＴリンパ球や自然リンパ球などがもともと脂肪組織には多く存在するためのようです。

しかし、どうしてそのようなＴリンパ球や自然リンパ球が脂肪組織に存在するのかはよくわかっていません。いずれにせよ、マクロファージは単にものを食べるお掃除屋さんではなくて、時と場合によっては炎症を抑えたり促進したりするちょっと複雑な調節機能も持ちうることを覚えておいてください。

## Ｃ　Ｍｒｅｇ細胞

腸管の中には１００兆個ともいわれる常在細菌と食べ物由来の抗原がたくさん存在します。しかし、通常はわれわれのからだはこれらの細菌を排除したり、食べ物由来の抗原に対して抗体を作ることはありません。このことから、腸管の中では過剰な免疫反応が抑えられるような仕組みがあると思われます。

大阪大学の竹田潔氏のグループは、大腸内で正常に存在する白血球の中に制御性ミエロイド細胞（Ｍｒｅｇ細胞）という免疫を抑制する能力を持つ細胞が存在することを明らかにしました。この細胞は活性化されたＴリンパ球の隣にくっついた形で存在し、免疫抑制性のＩＬ－10というサイトカインのシグナルを受けることにより活性化Ｔリンパ球の働きを抑制して、免疫反応が過剰に起こることを防いでいるようです。すぐ前に述べた抗炎症性マクロファージとの関係はまだよくわかっていません。

## ②獲得免疫のブレーキ役

獲得免疫機構にもブレーキ役となる細胞や反応様式があります。ここでは獲得免疫反応がどのように調節されうるのか、少し説明しましょう。

### Ａ　制御性Ｔ細胞

第2章で説明したように、パターン認識を主体とする自然免疫反応だけで異物排除ができなかったときには、リンパ球を主体とする獲得免疫反応が始まり、異物に対して特異性の高い正確な攻撃が行われます。その後、異物がうまく排除されると、この反応は1週間ぐらいで次第に弱まり始め、やがて消失していきます。ということは、獲得免疫系においても何かがブレーキをかけているということになりますね。

その主なものが制御性T細胞です。Tリンパ球の一種で、免疫反応にブレーキをかける役割を持っています。このような細胞が生体内に存在するらしいことは既に1970年代初頭にオーストラリア国立大学のピーター・マッカラ（Peter McCullagh）氏、アメリカ・エール大学のディック・ガーション（Dick Gershon）氏らが報告していたのですが、その後その実体があやふやとなり、この細胞が本当に分子、遺伝子レベルで存在することを証明したのは京都大学、現在は大阪大学の坂口志文氏です。

坂口氏はマウスを使って制御性T細胞が間違いなく存在することを示すデータを蓄積していたのですが、さらに2003年、ヒトで制御性T細胞を作るマスター遺伝子Foxp3を見つけたのです。彼は、この遺伝子に変異があると制御性T細胞ができなくなり、一方、この遺伝子をふつうのTリンパ球に発現させると制御性T細胞様の機能を持つようになって免疫反応を抑制するようになることを示しました。つまり、Foxp3という遺伝子が動くと制御性T細胞の遺伝子プログラムが動いて制御性T細胞ができることを明らかにしたのです。

制御性T細胞はIL-10やTGF-βなどの抑制性サイトカインを作り、ヘルパーTリンパ球と抗原提示細胞（主に樹状細胞）との相互作用を抑制し、主にTリンパ球の働きにブレーキをかけます。Tリンパ球の働きが弱くなると、抗体を作るBリンパ球の働きにはTリンパ球からのヘルプが必要であることから、Bリンパ球の働きもやがて止まり、免疫反応全体が収束していくことになります。つまり、制御性T細胞は獲得系における免疫反応のブレーキ役として大事な役割を果たしています。

免疫学のほとんどの教科書には抑制性のTリンパ球を最初に報告したのはアメリカのディック・ガーション氏であると書かれています。しかし、その存在を最初に示したのはじつはオーストラリアのピーター・マッカラ氏でした。彼は本書の著者の一人（宮坂昌之）の大学院時代の師で、とても愛国的な人でした。彼は自国の免疫学の振興のために自分の論文はほとんどオーストラリアの免疫学雑誌に投稿するという変わり種で、抑制性のTリンパ球に関する論文も同様でした。一方、ガーション氏の論文は常にイギリス、アメリカの免疫学雑誌に発表されていたため、マッカラ氏のものよりはるかによく読まれ、現在では抑制性T細胞発見の嚆矢《こうし》はガーション氏によるとされています。論文をどこに発表するかは大事ですね。

B　アナジーと補助刺激分子

第2章で、Tリンパ球が然るべき抗原を提示する樹状細胞と出会うと状況に応じて2通りの相反する反応が見られることを説明しました。ひとつはTリンパ球が活性化されて増殖するポジティブな反応、もうひとつはTリンパ球の働きが止まってその抗原に対して応答できなくなるネガティブな反応です。

このうち後者の反応はアナジー（anergy）あるいは不応答とよばれ、自己に対する不利益な免疫反応（攻撃）、すなわち自己免疫反応を避けるために働く重要な機構です。また、がん細胞が免疫系からの攻撃を避けるためにもこの機構が使われることがあるようです。そこで、このアナジーについて少し詳しく説明しましょう。

まず、言葉の説明です。アナジー（anergy）とはエネルギー（energy）の頭の「e」が無効の意味を持つ「a」に置き換わった言葉で、直訳すれば無効なエネルギーということになります。ドイツ語ではアネルギー、英語ではアナジーと読みます。免疫の分野では、反応しなくてもよいものに反応する現象をallergy（ドイツ語でアレルギー、英語でアラジー）とよびますが、その反対語として「反応すべきものに反応しない」という意味で、アナジーという言葉が用いられます。

次に、アナジーの中身についてです。既に、Tリンパ球が樹状細胞からの抗原提示を受けて増殖するためにはTリンパ球上の抗原レセプター（鍵穴）がMHC分子を介して提示される抗原ペプチド（鍵）を結合するとともにTリンパ球上のCD4あるいはCD8分子が抗原提示細胞（樹状細胞など）上のMHC分子と結合することが必要である、と説明をしました。

じつはＴリンパ球が増殖するためには、これに加えてもうひとつ大事な要件があります。それは、Ｔリンパ球がある種の分子を介して抗原提示細胞と結合してＴリンパ球内に「補助シグナル」という刺激が入ることです。このような刺激を提供する分子は補助刺激分子、あるいは共刺激分子ともよばれます。

これらの分子はいずれもタンパク質で、かなりの種類のものがあります。樹状細胞では異物刺激を受ける前は補助刺激分子をあまり持っていないのですが、刺激後は特にＣＤ80とＣＤ86という2種類の補助刺激分子が細胞膜上にたくさん出現してきます。一方、Ｔリンパ球の膜上にはＣＤ80、ＣＤ86に相補的に結合できる分子としてＣＤ28という補助刺激分子が常に発現しています。

したがって、Ｔリンパ球が活性化樹状細胞と出会うと、Ｔリンパ球上のＣＤ28が樹状細胞上のＣＤ80やＣＤ86と結合をして、その結果、Ｔリンパ球内に補助シグナルが入り、Ｔリンパ球が樹状細胞に提示された抗原に対して増殖することができるようになります。つまり、Ｔリンパ球の増殖には、樹状細胞からの抗原提示による抗原特異的なシグナル（＝シグナル１）とともに、補助刺激分子を介して入る補助シグナル（＝シグナル２）の二つが必要で、この二つが揃ったときにはじめてＴリンパ球の増殖が始まるのです（図３‐10上）。

一方、シグナル１だけが入ってシグナル２が入らないと、Ｔリンパ球はまったく増殖できず、

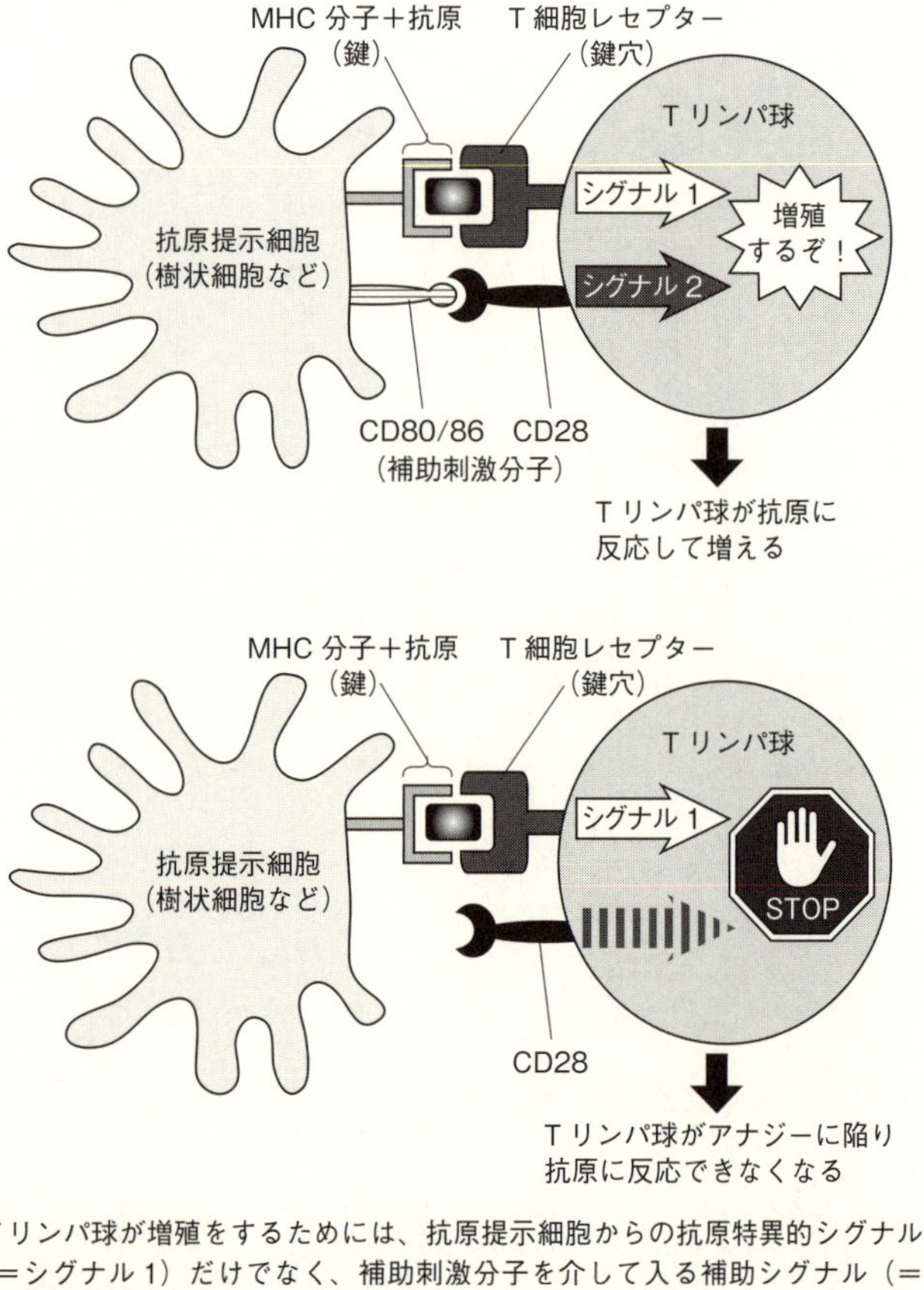


T リンパ球が増殖をするためには、抗原提示細胞からの抗原特異的シグナル（＝シグナル 1）だけでなく、補助刺激分子を介して入る補助シグナル（＝シグナル 2）が必要で、この二つが揃ったときにはじめて T リンパ球の増殖が始まる。シグナル 1 だけではアナジー（無反応）となり、この抗原には反応ができなくなる。なお、この図では複雑になるのを避けるために、CD4 と CD8 分子は含めていない

**図 3-10　T リンパ球にシグナル 1 とシグナル 2 が入ると抗原に反応して増殖する。しかし、シグナル 1 だけではアナジーとなり、反応できない**

逆にアナジー(無反応)という状態に陥り、その後この抗原に出会っても反応しないようになります。つまり、シグナル1が入った状態で上記の補助刺激分子同士の結合が起こらないと、Tリンパ球はアナジーになるのです(図3-10下)。

たとえば、自己反応性のTリンパ球が自己抗原を提示する樹状細胞に出会った場合がそうです。

前の章で、異物が侵入してきたときには樹状細胞が異物を取り込み、分解してその分解産物を細胞表面に提示すると説明しました。しかし、樹状細胞は、決して異物だけではなく、常に自己の抗原も細胞内で分解してMHCを介して細胞表面に提示しています。しかし、自己抗原の取り込みや分解の際には樹状細胞は活性化されないので、樹状細胞表面には抗原提示はされるものの、補助刺激分子はほとんど存在しないのです。

このために、自己抗原反応性のTリンパ球が自己抗原を提示する樹状細胞と出会うと、T細胞レセプターと抗原の相互作用によってシグナル1は入るものの、補助刺激分子を介しての相互作用がないのでシグナル2は入りません。その結果、Tリンパ球はアナジーに陥り、その後同じ抗原に出会っても反応できない状態となります。

つまり、たとえ自己反応性のTリンパ球が存在していても、通常はその反応性が不活化されて、自己に対する攻撃は起こらないようになるのです。すなわち、補助刺激分子が働くかどうかでTリンパ球が増殖するか、それとも無反応性になるのかが決まるのです。

ここで「えっ、でも自己を攻撃するリンパ球が体内にいるのですか？」という質問が出てきそうですね。確かに自己抗原に反応するリンパ球が常に体内にいたら、自己に対する攻撃がいつ起こるかもしれず心配ですよね。でも、自己反応性のリンパ球は、数は少ないものの実際に体内にいるのです。前に少し触れましたが、Tリンパ球もBリンパ球もその抗原レセプターは遺伝子再構成によってランダムにできあがってくるので、自己成分に反応する抗原レセプターを持ったリンパ球も実際にできてくるのです。

しかし、幸い、われわれのからだにはそのような危険なリンパ球を不活化あるいは除去するメカニズムがあります。そのいちばん大きなものは、Tリンパ球が作られる胸腺やBリンパ球が作られる骨髄に存在するメカニズムで、自己に強く反応する細胞だけを殺してしまうという「負の選択」という機構です。

しかし、どうもこのメカニズムは必ずしも完全ではないようで、常に胸腺や骨髄の外に少数の自己反応性リンパ球が漏れ出てきているようです。これらのリンパ球を働かないようにする機構のひとつが先に述べた制御性T細胞であり、もうひとつがここで説明したアナジーです。

## C　抑制性の補助刺激分子群、すなわち免疫チェックポイント分子群

前に述べたCD28、CD80、CD86などの分子は、Tリンパ球反応を促進する役割を持つ促進性の補助刺激分子です。免疫を強くする役目を持っていると言ってもいいでしょう。ところが、補助刺激分子にはいろいろあって、中にはTリンパ球の反応を抑制する（＝免疫系にブレーキをかけて弱める）ものもあります。これらの抑制性の分子は、免疫反応をネガティブに抑制するチェックポイントとして働きうることから、最近は免疫チェックポイント分子とよばれることが多くなっています。

最近、特に注目されているのは、がんに対する免疫反応の際に抑制性のチェックポイント分子の発現が増え、このためにTリンパ球ががん細胞に反応できない状態が生まれてくることです。あたかもがん細胞が正常な制御機構を逆手にとってTリンパ球に対してアナジーを誘導するようにも見えます。これはわれわれが健康を守るためには大変なことですね。そこで、免疫チェックポイント分子についてもう少し説明しましょう。

がんに対する免疫療法の中で、最近特に注目を浴びている分子群がCTLA－4とPD－1、そしてこれらに結合する免疫チェックポイント分子群です。

まずCTLA－4についてです。この分子は、Tリンパ球が活性化を受けたときに反応後期になって細胞膜上に現れる分子です。先に述べたCD28と同じく、樹状細胞上のCD80、CD86に

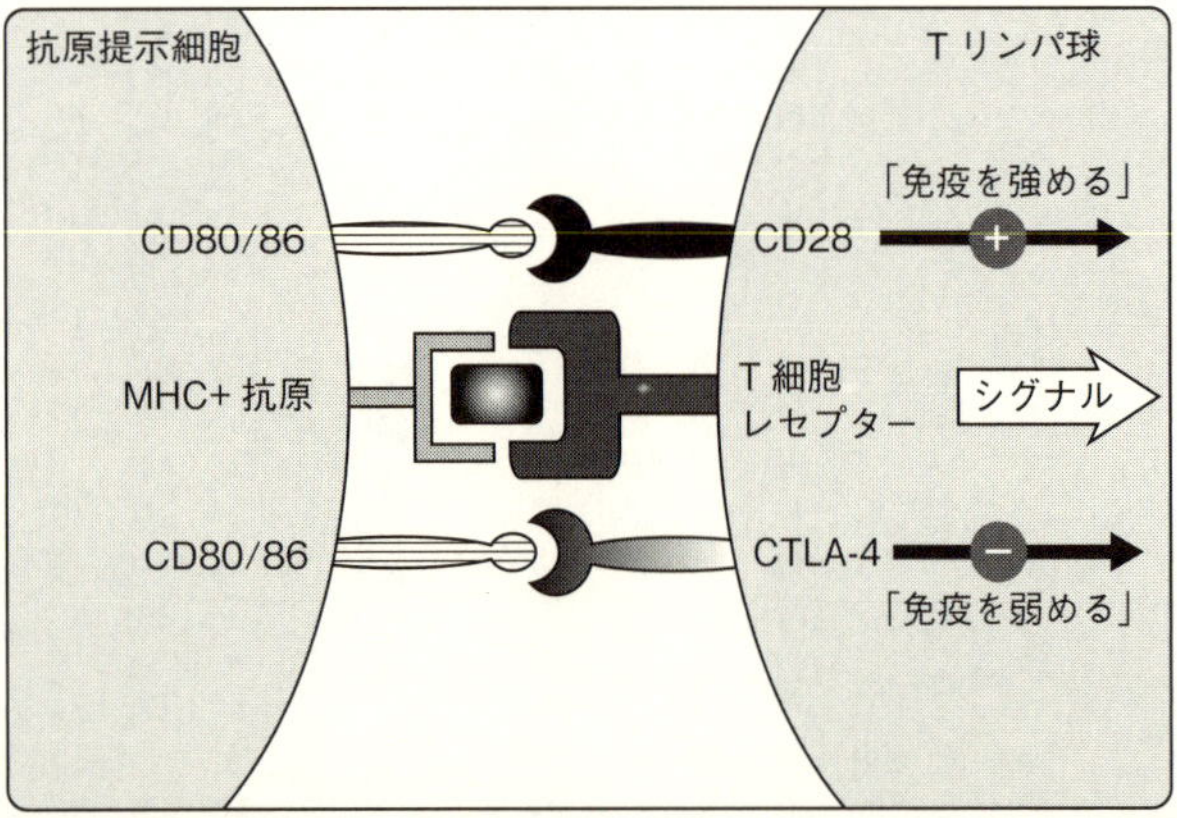


Tリンパ球の細胞表面には「免疫を強める」補助分子と「免疫を弱める」補助分子が存在する。前者の代表的なものがCD28という名前のタンパク質で、抗原提示細胞上のCD80あるいはCD86と結合することによって、促進的なシグナルをTリンパ球に伝える。一方、後者の代表的なものがCTLA-4という名前のタンパク質で、CD28と同じく、CD80、CD86と結合するが、抑制的なシグナルをTリンパ球に伝える。このような免疫反応を抑制する分子群を免疫チェックポイント分子と総称する

**図 3-11　チェックポイント分子群**

結合するのですが（この場合にひとつの鍵穴に二つの鍵のどちらかが入るようになっています）、CD28がTリンパ球増殖に対して促進的なシグナルを伝えるのに対して、CTLA-4は抑制的なシグナルを伝えます。

CTLA-4のCD80、CD86に対する結合活性はCD28と比べてはるかに高いことから、CTLA-4はCD28に対して拮抗的に働き、Tリンパ球の反応にブレーキをかけることができます。ブレーキが強くかかるとTリンパ球は無反応状態、すなわちアナジーになります（図3-11）。

この点、おもしろいのは、先に述べた制御性Ｔ細胞の表面にもＣＴＬＡ－４が強く発現していて、実験的に制御性Ｔ細胞上のＣＴＬＡ－４の発現を欠損させるとその免疫抑制能力が大きく低下することです。つまり、ＣＴＬＡ－４は、活性化されたＴリンパ球表面に広く発現して免疫反応が過剰に進みすぎないようにブレーキをかける大事な分子であることがわかってきたのです。

ということは理屈からすると、ＣＴＬＡ－４の働きを止めれば免疫反応に対するブレーキが止まることになり、免疫反応が強まるようになるはずですね。そこでアメリカ・テキサス大学のジェームズ・アリソン（James Allison）氏のグループは、マウスのＣＴＬＡ－４の働きを阻害するモノクローナル抗体[※註3]を作って、あらかじめがんを移植したマウスに投与してみました。すると、驚いたことに、ほとんどのマウスでがんが小さくなり、がんが消えてしまったマウスもいました。そして、これらのマウスにもう一度同じがん細胞を移植したところ、がんが大きくならないことがわかり、ＣＴＬＡ－４の働きを止めると移植したがんに対して強い免疫反応ができていることがわかりました。これが１９９６年のことです。

その後、ヒトのＣＴＬＡ－４の働きを止める抗体医薬イピリムマブが開発され、悪性黒色腫患者において有効性が認められたことから、２０１１年アメリカのＦＤＡ（食品医薬品局）はイピリムマブを世界初の免疫活性化医薬として承認しました。現在はこの抗体医薬は種々のがんに対する治療薬として使われています。

ヒトではマウスほどの強い効果は見られないようですが、全体の2割程度の症例では良い治療効果が見られています。問題は、かなり副作用があることで、免疫反応のブレーキが効かなくなるために、治療後に皮膚や消化管が免疫細胞の攻撃を受けてしばしば強い障害が起こります。このために免疫抑制剤（免疫反応を抑制する薬剤）を併用することもあるのですが、そうするとがんに対する免疫反応も一緒に抑制されてしまうので、これでは痛し痒しですね。

CTLA－4と同様に大きな注目を浴びているチェックポイント分子としてPD－1があります。京都大学の本庶佑氏のグループが発見した分子です。PD－1はTリンパ球を含む種々の免疫細胞の膜表面に発現して、少なくともPD－L1とPD－L2という2種類の分子と結合します（ここでLとはリガンド、すなわちレセプターに鍵と鍵穴の関係で特異的に結合する物質のことを指します。つまりPD－L1、PD－L2とは、PD－1というレセプターに結合する2種類のリガンド分子という意味です）。PD－1にこれらの分子のいずれかが結合すると、Tリンパ球内に活性化を止める抑制シグナルが入り、Tリンパ球の反応にブレーキがかかります。

がんの組織では、キラーTリンパ球の上にしばしばPD－1が強く発現し、一方、がん細胞側にPD－L1あるいはPD－L2が発現していることがあります。こういう状況のもとでは、がんを殺せるはずのキラーTリンパ球がせっかくその場に来ていてもブレーキがかかって働けないことになってしまいますね。つまり、がん細胞がリンパ球にアナジーを誘導して自分への攻撃を回避しているように見えます。

この「がん細胞による免疫無効化」の仕組みを逆手に取ると、がん細胞を殺すことができるようになるかもしれません。具体的には、Tリンパ球表面に現れるPD－1とがん細胞表面に現れるPD－L1、PD－L2の結合を食い止めればいいのです（図3－12）。

実際、あらかじめがんを植えておいたマウスにPD－1の働きを止める抗体を投与すると、がんが小さくなることがわかり、チェックポイント分子の働きを止めることによりTリンパ球へのブレーキが解除され、キラーTリンパ球のがん細胞殺傷能力が回復する可能性が示唆されました。このことからヒトのPD－1に対するモノクローナル抗体ニボルマブ（商品名はオプジーボ）が開発されました。

アメリカでは2006年から臨床治験が行われ、ニボルマブは悪性黒色腫だけでなく非小細胞肺がん、腎細胞がん、卵巣がんなどの種々の悪性腫瘍に対して効果があることがわかりました。日本でもニボルマブを使った治療が始まっていて、実際にかなりの治療効果があるようです。また、PD－L1の働きを止める新しい抗体医薬ペムブロリズマブ（商品名はキイトルーダ）も悪性腫瘍に対してかなりの有効性を示すようです。

ただ問題なのは、いずれの抗体医薬も2割ぐらいの患者には非常によく効く（＝がんが著しく縮小、時には消失することもある）のですが、残りの症例ではあまり効果がないこと、そして、免疫反

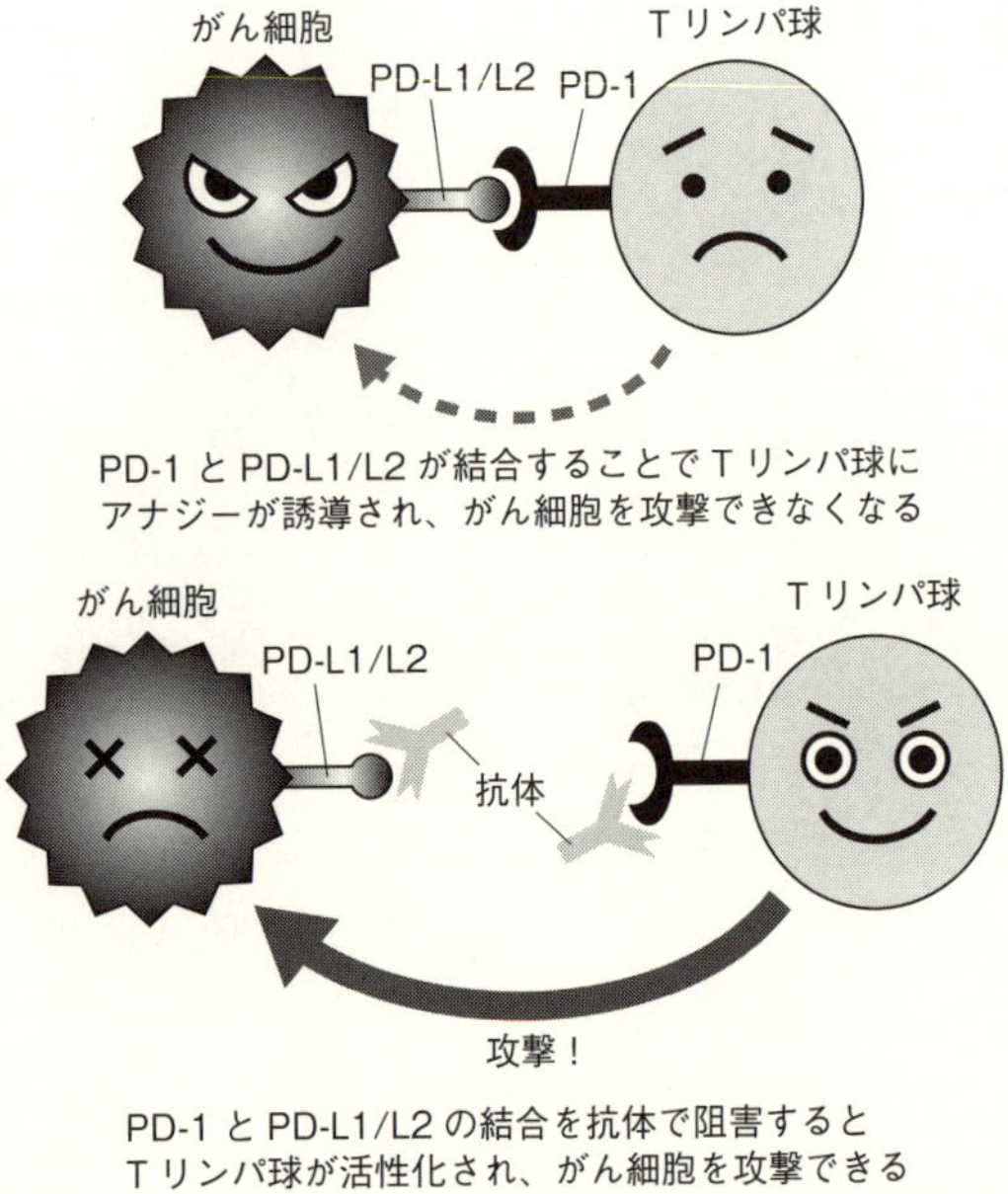
がん細胞
Tリンパ球
PD-L1/L2
PD-1
PD-1とPD-L1/L2が結合することでTリンパ球に
アナジーが誘導され、がん細胞を攻撃できなくなる
がん細胞
Tリンパ球
PD-L1/L2
PD-1
抗体
攻撃！
PD-1とPD-L1/L2の結合を抗体で阻害すると
Tリンパ球が活性化され、がん細胞を攻撃できる

Tリンパ球ががん細胞を認識する際にチェックポイント分子が働くと、Tリンパ球がアナジーとなり、がん細胞を攻撃できなくなる。一方、チェックポイント分子の働きを止めると、Tリンパ球のがん細胞を攻撃する能力が回復する

**図3-12　Tリンパ球のがん細胞への攻撃をチェックポイント分子が抑制し、チェックポイント分子の働きを止めると、Tリンパ球ががん細胞を攻撃するようになる**

応のブレーキを外すことから自分の組織に対する免疫反応（たとえば、皮膚の痒み、発疹や皮膚色素減少、下痢、肝機能異常など）が見られるようになること、さらに、治療費が非常に高額であることです（オプジーボの場合、2018年12月時点では毎月150万円かそれ以上かかります。しかし薬価改定によりこの金額は変わる可能性があります）。

現在のところ、これらのチェックポイント阻害抗体医薬がどうして一部の患者にしか良い治療効果が見られないのかよくわかっていませんが、ひとつにはそれぞれのがんや個別の症例で働いている抑制経路やその重みが違う可能性があります。また、あとで少し述べるように、腸管の細菌叢などの個人差が治療効果に影響するという報告が出てきています。いずれにせよ、抗体医薬を用いた治療は非常に高額であることから、どのようながんでどの抗体医薬がどの程度効くのか、あらかじめ予想がつけられるようになるといいですね。

2018年10月1日、スウェーデンのノーベル賞委員会は、CTLA－4、PD－1に対する抗体を用いた免疫チェックポイント療法の開発が画期的なものであるとして、前述のジェームズ・アリソン氏と本庶佑氏に2018年のノーベル生理学・医学賞を授与すると発表しました。

この免疫チェックポイント療法は、前に述べたように、現状では2割ぐらいの患者にしか非常に良い効果が得られないのですが、効果がある場合には進行度の高いがんや転移のある患者にも良い治療効果が見られることから、確かにこれまでにない画期的な治療です。今後、がん細胞がどのようにして免疫細胞にブレーキをかけるのかがさらに詳細に明らかにされてくると、今よりもさらに高い治療効果が得られるようになっていくことが期待されます。

最近、免疫チェックポイント療法において、腸管に存在する細菌が治療効果に影響を与えることを示す興味深い報告が相次いでいます。

たとえば、2018年1月、フランス国立保健医学研究機構（INSERM）のロランス・ジトフォーゲル（Laurence Zitvogel）氏のグループはScience誌に、悪性腫瘍（主に腎がん、肺小細胞がん、膀胱がん）の治療の過程で抗PD－1抗体療法が有効であった患者群と有効でなかった患者群を比べ、高い治療効果を示した群では特にアッカーマンシア・ムシニフィラ（*Akkermansia muciniphila*）という特定の細菌が腸管に多く、マウスを用いたがん移植実験においては腸管でアッカーマンシア・ムシニフィラが増えてくるとチェックポイント療法によく反応するようになり、がんの増殖が抑えられることを報告しました。

また、ジェニファー・ワーゴ（Jennifer Wargo）氏のグループは同じ号のScience誌に、悪性黒色腫患者で抗PD－1抗体が効果を示した群では効果を示さなかった群に比べて、腸管にフィーカリバクテリウム（*Faecalibacterium*）属やルミノコッカケアエ（*Ruminococcaceae*）属の細菌が多く、一方、効果を示さなかった群ではバクテロイデス属が多いことを報告しています。

彼らはさらにこの結果が抗体治療効果の原因なのか結果なのかを明らかにするために、抗PD

－１抗体が効果を示したマウスあるいは同抗体に効果を示さなかったマウスのいずれかの糞便を無菌マウスに移植したところ、効果を示したマウスからの糞便移植の場合にのみ無菌マウスに移植したがんが縮小し、その糞便には実際にフィーカリバクテリウム属細菌が多かったとのことです。

これらの報告は、われわれの免疫反応にとって「良い細菌」と「悪い細菌」がいる可能性を示しています。つまり、患者でも糞便移植などにより免疫チェックポイント療法の効果が広がる可能性を示していて、「良い細菌」はがんに対する免疫反応まで強化する可能性を示して非常に興味深いものです。

## ③ブレーキ反応の破綻と病気

車を運転しているときにブレーキが働かなかったらどうなるでしょうか？　車は暴走しますね？　免疫反応も同じです。免疫反応にうまくブレーキがかからないと、免疫細胞が働きすぎ、その結果、さまざまなサイトカインが過剰に作られることとなり、対応抗原が存在する局所では、その抗原が消滅しない限り、制御できないような炎症反応が続くことになります。そして、同時に、自己の体成分などふつうは反応しないような物質に対しても免疫反応が起こるようになり、免疫系全体の暴走が始まります。

このようなことは、前のところで少し述べましたが、チェックポイント阻害抗体の投与によりしばしば見られます。阻害抗体投与により免疫反応のブレーキが解除されることから、自己の体成分に対して過剰な免疫反応が起こるようになるのです。これが「免疫関連有害事象」とよばれるものです。たとえば、皮膚では発疹、腸管では腸炎とそれに伴う下痢、肝臓では肝細胞の傷害、血液では血小板減少や貧血、呼吸器では間質性肺炎など、さまざまなことが起こる可能性があります。いわば自己に対する免疫反応が誘発された状態です。同様のことは、マウスでも制御性T細胞を除去するとさまざまな組織で見られるようになります。

これらのことから考えると、ヒトの自己免疫疾患や慢性炎症性疾患でも制御性T細胞に異常が起きている可能性が十分にあります。しかし、現在のところ、この仮説が正しいのかは学問的に確かめられていません。なぜかというと、制御性T細胞を集めて投与しても、生体内ではその制御能力が維持されないのです。最近の研究から、試験管内では制御性T細胞を大量に作れるようになってきたのですが、それを生体に投与すると、なぜか生体内では制御能力が失われてしまい、期待されるような効果[※註4]（＝炎症を止める効果）が得られないのです。

したがって、免疫反応のブレーキが破綻すると、いろいろ悪いことをするであろうことが推測されているのですが、実際に起こっている異常免疫反応や炎症をブレーキ自体の修復によって矯正できるかどうかはまだわかっていません。でもおそらく近い将来にiPS細胞から制御性T細胞を作ることができるようになるでしょう。そしてその制御能力をコントロールする方法が見つかれば、制御性T細胞を利用した病気の治療が実現できることになるでしょう。

※註1　微小管は、細胞内に存在する直径25ナノメートル（＝4000万分の1メートル）の非常に細い管です。チューブリンというタンパク質が重合したり脱重合したりすることによって、できたり消えたりする筒状構造を持ちます。

もともと、細胞の骨組みを作る構造である細胞骨格の一種として知られていましたが、細胞内のミトコンドリア、小胞（膜でできた袋）やインフラマソーム構成成分などの「荷物」を輸送するレールのような役割もします。コルヒチンはチューブリンに結合してその重合を止め、筒状の微小管ができるのを阻害します。

※註2　ケモカインとはサイトカインの一種です。特に細胞を局所に遊走あるいは移動させる作用のあるサイトカインに対してつけられた名称です。約50種類のものが知られています。ケモカインは、さまざまな細胞によって作られます。中には、常時作られていて、それを目印に特定の細胞が遊走する場合もあります。あるいは、炎症のときにのみ作られて炎症細胞を局所に遊走させる役目を持つものもあります。

※註3　モノクローナル抗体（Monoclonal antibody）とは、単一（mono-）の抗体産生細胞クローン（clone）から得られた抗体（antibody）のことで、特定の抗原だけに反応します。たとえば、ヒトCTLA－4に対するモノクローナル抗体を作るとすると、通常、次のような方法を用います。

まず、ヒトCTLA－4を作っている細胞をマウスに投与して、マウスにヒトCTLA－4に対する抗体を作らせます。この免疫マウスの体内にはヒトCTLA－4に対する抗体を作る抗体産生細胞ができてきます。しかし、正常細胞なので、一定の寿命しか持たず、いくらたくさんこの細胞を集めても、十分な量の抗体を作らせることができません。そこで、この細胞をがん細胞の一種である骨髄腫細胞と人工的に細胞融合させて、がん細胞のように永久に増える細胞であるハイブリドーマ（hybridoma）を作ります。これは、雑種（hybrid）細胞で、腫瘍細胞（-oma）のように永久に増える性質を持っています。この中からヒトCTLA－4に対する抗体を作るハイブリドーマを選び出して増殖させれば、ヒトのCTLA－4に対するモノクローナル抗体を大量に得ることができます。

ただし、できてきた抗体はマウスの抗体なので、ヒトに投与すると抗体ができてしまい、やがて抗CTLA－4抗体としての効果が見られなくなってしまいます。そこで、遺伝子工学的手法を用いて、この抗体の一部をマウス型からヒト型に変化させ、ヒト抗体としての性質を持たせるように作り替えます。これがヒト型抗体とよばれるものです。工場で大量に生産され、治療目的のために長期にわたって人間に投与できることから、抗体製剤あるいは抗体医薬品ともよばれます。

※註４　サイトカインが細胞に働いたときに細胞の中ではさまざまな反応が起こりますが、この反応を制御するいわばブレーキ役の分子が存在します。ＳＯＣＳという名前がついた複数のタンパク質です。たとえばＳＯＣＳ１の遺伝子をノックアウトする（実験的に欠損させる）と炎症反応がひどくなることから、ＳＯＣＳが炎症反応の制御に関わることが示唆されますが、今のところ、ＳＯＣＳの機能異常による炎症性疾患はヒトでは報告されていません。しかし、慶応大学の吉村昭彦氏のグループがマウスでＳＯＣＳ１遺伝子をノックアウトしたところ、大腸がんの自然発生が増え、これは炎症反応に依存性だったそうです。つまり、ＳＯＣＳ１は不要な炎症を抑えることにより結果的に大腸がんの発生を抑えているのかもしれません。このように、細胞の中にも炎症性サイトカインの役目にブレーキをかける分子がいて、実際の炎症の制御に関わっているようです。

# 第4章

# 慢性炎症が引き起こすさまざまな病気

では慢性炎症はどのようにして特定の病気を引き起こすのでしょうか? 慢性炎症が悪いことをする代表的な疾患について、個別に説明していきましょう。

## 4-1 がん

がんは先天的な変異(子孫に受け継がれる変異)によるものは少数で、多くは環境因子やそのために後天的に起こった体細胞変異によるものです。がんの発生に影響を与える環境因子として重要なのが、たとえばピロリ菌や肝炎ウイルスによる持続感染です。どちらの場合にも感染が長引く過程で慢性の炎症が見られ、そのあとにしばしばがんが発生してきます。しかし、この場合、発がんに関わるのは、炎症そのものよりも、主に病原体のようです。慢性炎症も二次的に発がんに関わっていると思われますが、その程度はよくわかっていません。

### ①ピロリ菌と発がん

ピロリ菌は1983年オーストラリア・ウェスタンオーストラリア大学のロビン・ウォレン(Robin Warren)、バリー・マーシャル(Barry Marshall)両氏がはじめて胃粘膜で発見したらせん形の細菌です。彼らは、これまで胃酸分泌過多によると思われていた胃炎や胃潰瘍がピロリ菌によって起こることを明らかにし、２００５年ノーベル生理学・医学賞を受賞しました。ピロリ菌は、正式にはヘリコバクター・ピロリ（*Helicobacter pylori*）とよばれ、「ヘリコ」は「らせん形」、「バクター」は細菌、「ピロリ」はこの細菌が見つかった部位の「幽門」（胃の出口の部分）のことです。

日本には５０００万人以上もの感染者が存在し、50代以上の約半数が感染者といわれています。その後の疫学研究から、ピロリ菌感染により、胃炎や胃潰瘍だけでなく、胃がんのリスクが増えることが明らかになり、１９９４年にＷＨＯはピロリ菌を「確実な発がん因子」と断定しました。

日本では２００１年、広島大学の上村直実氏（現・国立国際医療センター国府台病院）が約8年間の調査において１２００名を超えるピロリ菌陽性胃炎患者を調べ、その４・７％に胃がんが生じたが対照群の２８０名のピロリ菌陰性者には胃がんの発症が見られなかったことを報告し、ピロリ菌と胃がんに密接な関係があることを明らかにしました。胃の中にピロリ菌がいると必ずがんになるというわけではないのですが、ピロリ菌感染によって明らかに胃がんのリスクが増えるのです。実際、その後、ピロリ菌の除菌により胃がんの発生率が有意に減少したことが明らかになっています。

それでは、ピロリ菌はどのようにして発がんを促進するのでしょう？　そのメカニズムのひとつが東京大学の畠山昌則氏の研究で明らかになってきました。それは、ピロリ菌が胃の上皮細胞にＣａｇＡというタンパク質を注入し、ＣａｇＡが上皮細胞に増殖異常や運動異常を引き起こすためです。ピロリ菌にはＣａｇＡ遺伝子を持つ株と持たない株がありますが、日本や韓国で見られる胃がんではそのほとんどにＣａｇＡ遺伝子を持つ株が検出されることから、胃がんの発生リスクを上昇させるのはＣａｇＡ陽性のピロリ菌であると考えられています。また、ピロリ菌感染に合併して同時に起こっている慢性炎症も一定程度発がんに関与すると思われますが、今のところ、その寄与の程度はわかりません。

### ②肝炎ウイルスと発がん

肝炎ウイルスも病原体そのものが宿主細胞の増殖、破壊、修復機構に働いて感染細胞にがんを引き起こします。

まず、Ｂ型肝炎の原因ウイルスであるＨＢＶ（hepatitis B virus）についてです。通常、血液・体液を介して感染します。妊娠・出産時に母から子へ感染する垂直感染と性行為などで感染する水平感染があります。ＨＢＶ感染の多くは一過性感染で終わりますが、一部は持続感染に移行します。持続感染者ではその9割ぐらいが特に症状が見られない無症候性キャリアとなり、残りの1割ぐらいの人たちは慢性肝炎に移行し、その一部は肝硬変、肝がんを発症します。さらに、無症候性キャリアでも１０００人に数人の割合で肝がんを発症します。日本では１００万人以上（全人口の1％近く）のＨＢＶキャリアの方がいることから、少なくとも毎年数千人がＨＢＶ感染によって肝がんを発症していることになります。これはゆゆしき問題です。

ＨＢＶが肝がんを引き起こすメカニズムはまだその一部しかわかっていませんが、最近の研究から、ＨＢＶが作るＨＢｘというタンパク質が感染細胞の異常増殖を引き起こすことや、ＨＢＶゲノムの一部が宿主遺伝子に組み込まれることがわかっています。また、炎症が続いて肝細胞が死に、その修復・再生の過程で遺伝子変異が起こり、これも発がんのリスク上昇につながっているようです。ただし、ＨＢＶについては最近、朗報があります。それは近年、良いワクチンができて、日本では定期接種が始まったことです。乳幼児期に3回の接種を行うとほぼすべての人にＨＢＶに対する抗体ができるようになることから、Ｂ型肝炎とそれによる将来の肝がんを効率良く予防できる可能性があります。

次にＣ型肝炎を起こすＨＣＶ（hepatitis C virus）です。ＨＣＶもＨＢＶと同じく血液・体液を介して感染します。ＨＣＶに感染すると約7割の人が持続感染者となり、慢性肝炎を起こしますが、症状があまり出ないので、気づかない場合があります。日本では約１００万人ものＨＣＶキャリアがいますが、感染が20年以上持続するとその3～4割の人が肝硬変となり、一部は肝がんを発症します。

日本では肝がんで亡くなる人は毎年約3万人で、その約7割はHCV感染者です。つまり、年に約2万人もの人たちがHCV感染による肝がんで亡くなっていることになります。これだけ悪いことをするHCVなのですが、残念なことに、いまだにどうして肝がんを起こすのかよくわかっていません。

また、合併する炎症がどの程度がんの発生に関与するかも不明です。その大きな理由は、試験管内では一部の限られた種類の細胞にしかHCVを感染させることができず、またHCV感染により肝炎を発症させられる良い動物モデルが存在しないためです。つまり、現状では動物を用いた治療実験ができないのです。さらにHCVは突然変異を起こす率が高く、このことからもなかなか良いワクチンができそうにありません。

しかし、幸い、HCVにもひとつ朗報が出てきました。それは、つい最近、HCVに直接働く良い薬剤ができてきたことです。たとえばソホスブビル（商品名はソバルディ）、レジパスビル／ソホスブビル合剤（商品名はハーボニー）、そしてグレカプレビル／ピブレンタスビル合剤（商品名はマヴィレット）などです。マヴィレットは、HCVの増殖に必要なウイルス由来タンパク質を標的とした2種類の薬剤を合わせた錠剤で、HCV陽性患者に8週間経口投与すると、ほとんどすべての症例でウイルスが排除される（＝体内から消える）ことがわかっています。おそらくこのような患者においては、将来的に肝硬変や肝がんの発症率が大きく低下すると考えられますが、まだ

| 炎症を起こす原因とそれによって起こる病的状態 | 炎症に伴って見られるがん |
|---|---|
| 歯肉炎 | 口腔の扁平上皮がん |
| アスベスト吸引による炎症 | 悪性中皮腫 |
| 紫外線曝露による皮膚炎 | 悪性黒色腫、それ以外の皮膚がん |
| 逆流性食道炎 | 食道がん |
| 胆石による胆のう炎 | 胆のうがん |
| 炎症性腸疾患 | 大腸がん |
| 骨盤内炎症性疾患 | 卵巣がん |

慢性炎症によって誘発されるがんの例を示す

**図4-1　慢性炎症によって誘発されるがん**

長期の観察データがありません。今後の結果がおおいに注目されるところです。

### ③炎症とがんの発生、進展、転移

炎症ががんの発症を促してその進行を早めるであろうことは、じつはかなり昔から推測されていました。実際、図4-1に見られるように、炎症に伴って出現するがんはたくさん知られています。

炎症局所でがんが起こる理由は、ひとつには、炎症が続くことにより局所の細胞が傷つき、死滅し、再生しようとする過程で、炎症細胞から分泌されるサイトカインや活性酸素種などが局所の細胞に対して継続的に増殖刺激を与えるとともに、ゲノムの不安定状態をもたらし、細胞に遺伝子変異が起こりやすくなるためです。

さらに、私たちのゲノムには傷つくと修復すると

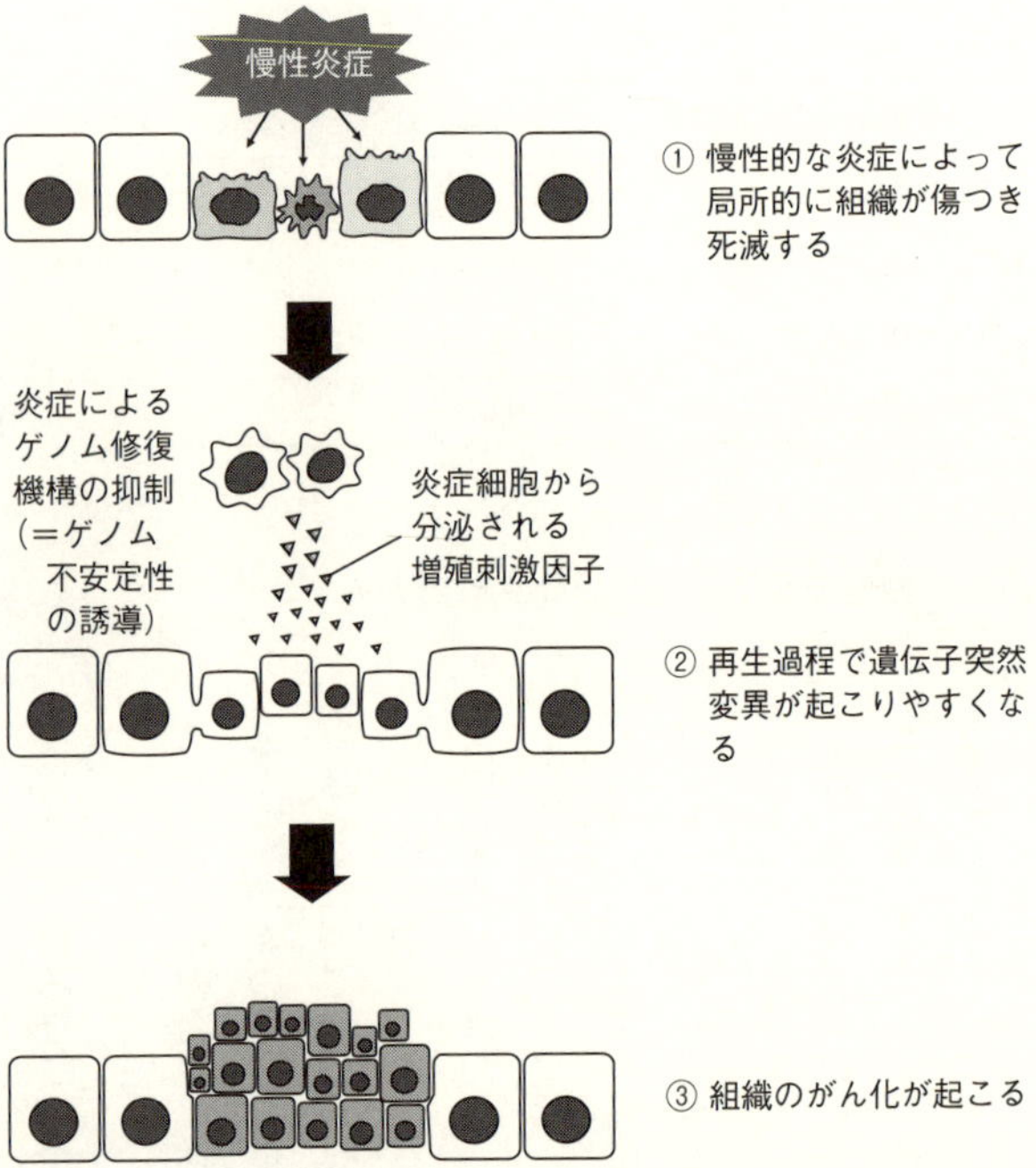


慢性炎症により、炎症局所では組織が傷つき、一部の細胞が死滅する。この際に炎症細胞から分泌されるサイトカインや活性酸素種が傷んだ細胞に働いて、増殖刺激を与えるとともに、ゲノムの不安定性をもたらす。また、ゲノムの修復機構も抑制されるらしい。このために炎症局所では遺伝子変異が起こりやすくなり、これががんの誘発につながる

**図 4-2　慢性炎症が発がんを誘導するメカニズム**

いう機構が存在しますが、炎症が起こるとこの修復機構が抑制されるようで、ゲノム不安定性によって誘導された変異が炎症のために修復されにくくなり、これも炎症によりがん化が起こりやすくなる理由のひとつと考えられます（図４－２）。

これまでわれわれの体細胞のゲノムには３００万種類もの変異が報告されていますが、決してすべての遺伝子変異ががん化につながるわけではありません。がんが起こりやすくなるのは、がん遺伝子（もともとは正常に存在する遺伝子で、細胞の分化や増殖に関わり、変異をするとがんを起こす遺伝子）やがん抑制遺伝子（がんの発生を抑制する遺伝子）など重要なものに変異が起こった場合です。このような遺伝子をドライバー遺伝子、そこに起こる変異でがんの発生に直接関わるものをドライバー変異といいます。

アメリカ・ジョンズホプキンス大学のバート・ヴォーゲルスタイン（Bert Vogelstein）、ケネス・キンズラー（Kenneth Kinzler）両氏が２０１５年にNew England Journal of Medicineに発表した論文によると、がん化には、突破（ブレークスルー）、拡大、浸潤という三つの段階があり、突破期にはＡＰＣ遺伝子、拡大期にはＫＲＡＳ遺伝子、浸潤期にはｐ53遺伝子に変異が起こると、それだけで十分に細胞のがん化が起こる、とのことです。

つまり、ＡＰＣ、ＫＲＡＳ、ｐ53という三つのドライバー遺伝子に変異が起こっただけで細胞ががん化しうる、ということになります。ちなみにＡＰＣとｐ53はがん抑制遺伝子、ＫＲＡＳはがん遺伝子です（がん遺伝子とは正常な遺伝子が変異を起こしたために正常細胞にがん化を起こす遺伝子のことです。一方、がん抑制遺伝子とはがんの発生を抑制する機能を持つ遺伝子のことです）。

炎症はさらにがん細胞の転移も促進します。がんで患者が亡くなるいちばんの理由は転移なので、これも大変なことです。

炎症が転移を促進する機構には主に、次に挙げる三つのものがあります。ひとつは、炎症やがん化の際に作られるTGF－βというサイトカインが互いに密に連結する非運動性の上皮細胞に働いて、運動性を持つ細胞に機能転換させることです（これによりがん細胞の運動性が高まり、転移が起こりやすくなります）。次に、炎症刺激によってマクロファージががん組織の近傍に寄ってきて基質分解酵素を作るために、がん細胞のまわりの細胞外基質が分解されて、がん細胞が動きやすくなり、外へ移動しやすくなります。さらに、もうひとつは、炎症によって作られる種々の生理活性物質が局所の血管に働いて、血管やリンパ管の壁が緩くなり、同時にがん細胞が取りつきやすくなるために、がん細胞が血管やリンパ管の中に入り込みやすくなることです（図4－3）。

つまり、炎症の過程で作られるさまざまな生理活性物質が、がん細胞、周囲の細胞や血管、リンパ管に働いて、がん細胞の運動性や浸潤性を上昇させ、がん細胞が外に飛び出ていって、遠隔臓器への転移が起こりやすくなるのです。そうなると、不要な炎症を止めることが転移予防のためには大事であり、炎症予防はがんの転移予防につながる可能性があります。

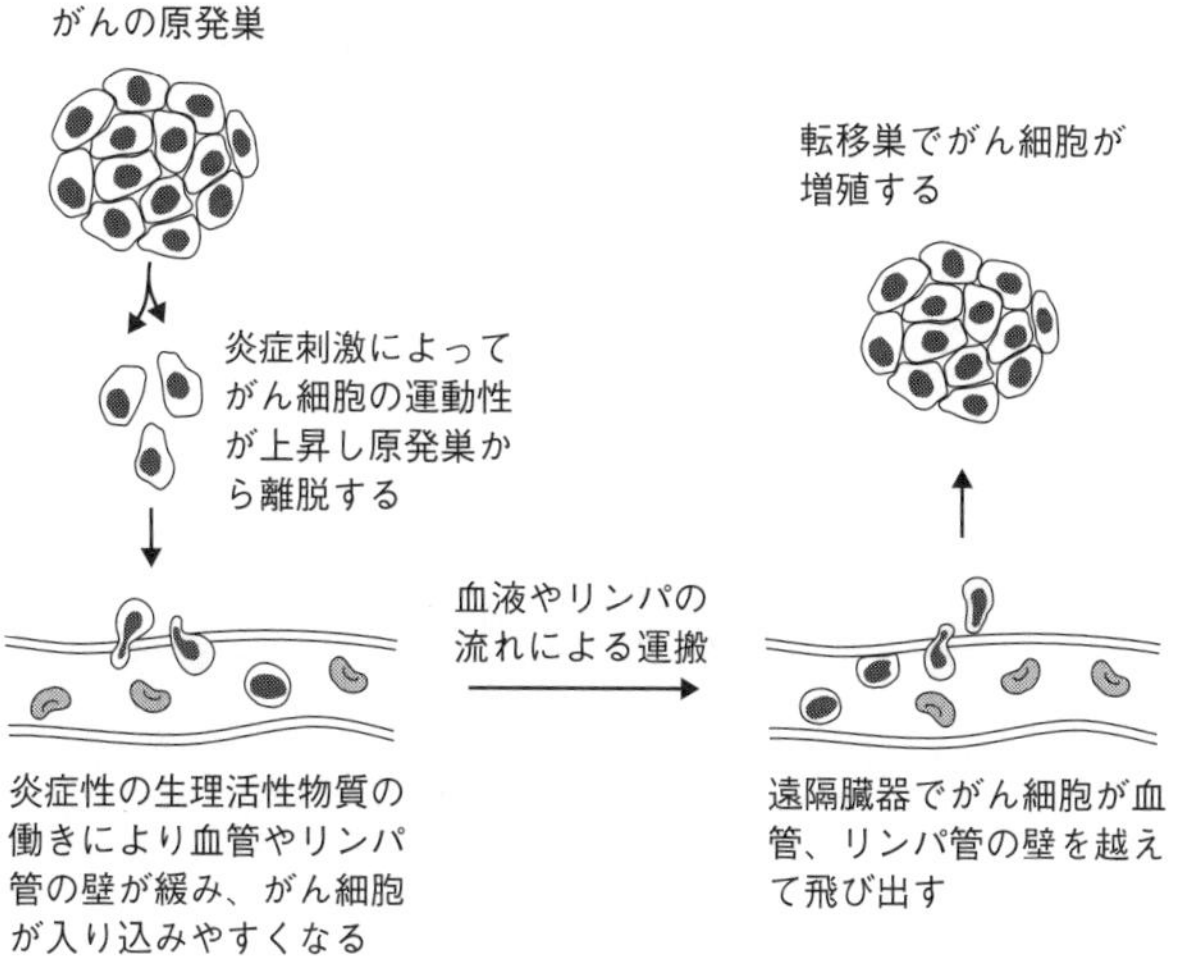


慢性炎症はさまざまな機構によってがん転移を促進する。たとえば、炎症性刺激によって作られる物質ががん細胞の運動性を高める。あるいは、炎症によってがん細胞の近傍に引き寄せられたマクロファージが基質分解酵素を作って細胞外基質を壊し、がん細胞が動き回りやすくする。また、血管やリンパ管を刺激して、がん細胞が血管、リンパ管に取りつきやすくし、さらに、血管の壁を緩めて、がん細胞の血管、リンパ管への出入りを促進する

**図4-3　慢性炎症ががん転移を促進するメカニズム**

　炎症とがんの関係は、炎症ががんに一方的に働くだけではなくて、がんが免疫細胞を含む炎症細胞に働いてその機能に影響を与えることもあるようです。たとえば、京都大学の成宮周氏の研究グループは、がん細胞を取り巻く組織であるがん間質に存在する細胞が、がん細胞から刺激を受けて、がん細胞をさらに増殖させ、これがまた間質を刺激して、さらにがん細胞が増えやすくなるというドミノ倒し的なメカニズムがあ

ることを明らかにしています。

ちょっと複雑なので、段階ごとに分解して解説しましょう（図4－4）。まず、①がん間質では炎症があるために間質中の線維芽細胞や好中球からCOX－2というプロスタグランジン合成酵素が作られ、このためにプロスタグランジンの一種プロスタグランジン$E_2$（$PGE_2$）が作られる、②できた$PGE_2$はCOX－2を作っている線維芽細胞や好中球を刺激し（つまり自分が作る産物により自分自身が刺激されるという機構）、さらにこのときに炎症により作られている炎症性サイトカインTNF－αが相乗的に働くために（シナジー効果）、線維芽細胞からは種々のがん細胞の増殖を刺激する因子が放出されるとともに、好中球からは好中球自身を刺激する物質やTNF－αが作られる、③これらの物質ががん細胞に働いてその増殖を促す、④増えたがん細胞や刺激された間質の細胞はさらに$PGE_2$を作り、このサイクルが増幅される、というものです。つまり、間質の細胞が作ったものが自らに働いてがん細胞を刺激するとともに刺激されたがん細胞がさらに間質を刺激して、次第に反応が増幅していくというメカニズムです。

また、これとは別に最近相次いで報告されているのは、がん細胞が作る物質が周囲のマクロファージやTリンパ球に働いて、がんに対する免疫反応が抑制されてしまうことです。たとえば、これは既に数種のがんで報告されていますが、がん細胞がマクロファージを自分の近傍によび寄せるケモカインを産生し、寄ってきたマクロファージががん細胞からの影響を受けて抑制性

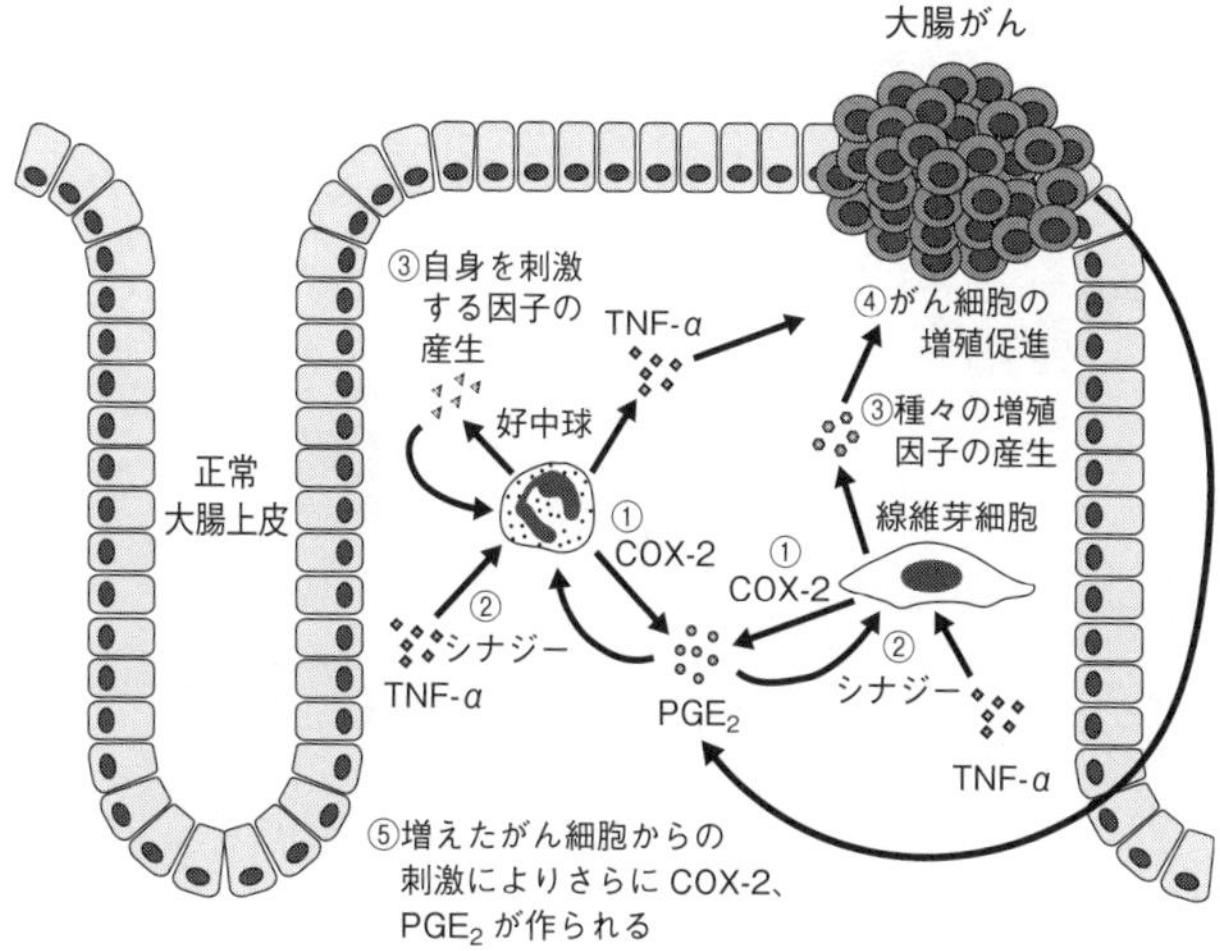


がん組織の間質には炎症があるためにプロスタグランジン合成酵素が豊富に産生され、このために生理活性物質プロスタグランジン $E_2$（$PGE_2$）が作られる。$PGE_2$ はやはり間質中で作られている TNF−α とともに、線維芽細胞や好中球に相乗的に働いて、種々の生理活性物質を作らせ、これらの物質ががん細胞の増殖を促す。増えたがん細胞や間質からさらに COX−2、$PGE_2$ が作られ、以上のサイクルが増強される

**図 4−4　がん間質で作られる COX−2、$PGE_2$ ががん細胞やその近傍の細胞に働いてがん増殖を促進する**

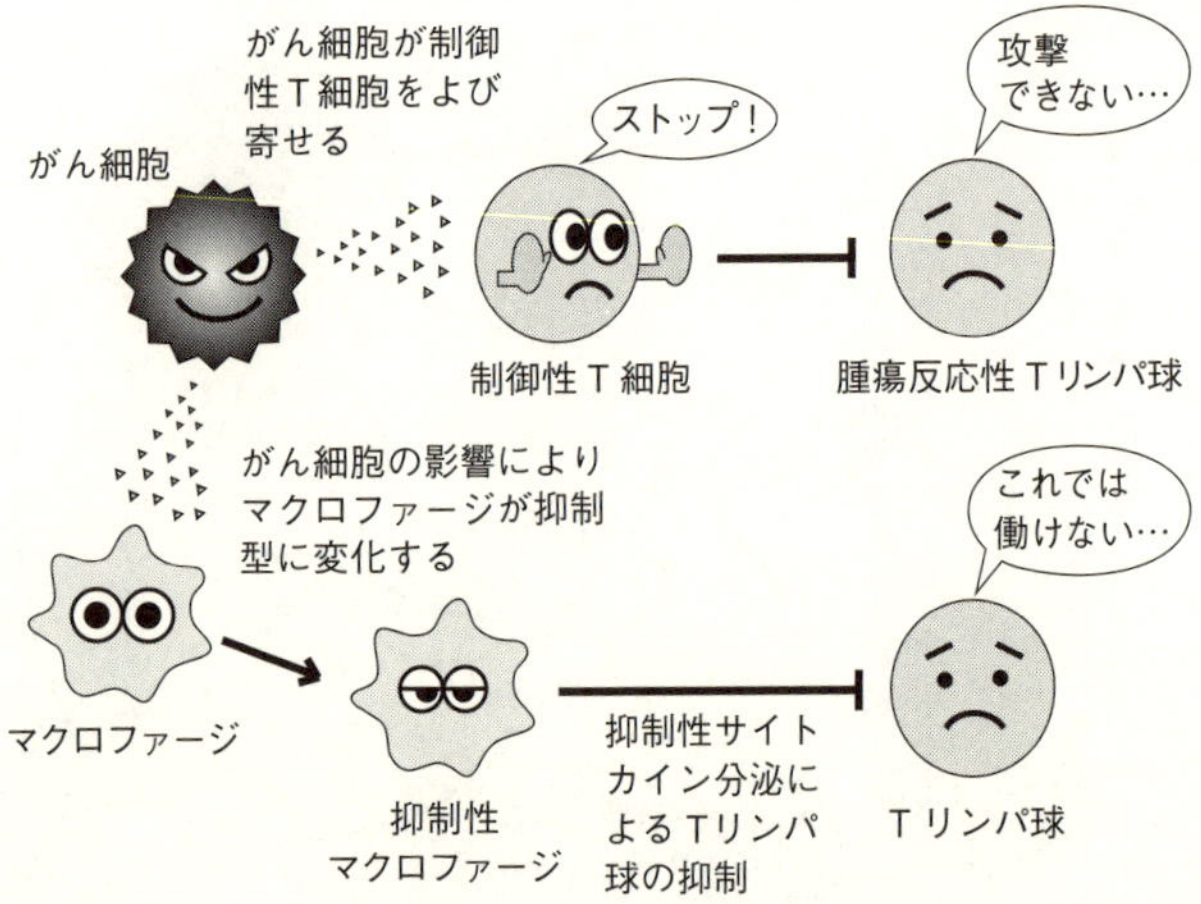


がんは免疫系からの攻撃を避けるためにさまざまな手段をとる。たとえば、免疫反応を抑制する制御性T細胞を近傍によび寄せ、がんに反応しようとするTリンパ球の働きを抑制する。あるいはマクロファージに働きかけて抑制性マクロファージに分化させることによりIL-10やTGF-βなどの抑制性サイトカインを産生させて、Tリンパ球の働きを抑制する

**図 4-5　がんが免疫系からの攻撃を避けるメカニズム**

マクロファージとなり、IL-10やTGF-βのような抑制性サイトカインを産生してTリンパ球の働きを止めてしまうというメカニズムです。

また、ある種のがんでは、がん細胞が制御性T細胞を傍によび寄せるケモカインを産生し、寄ってきた制御性T細胞が腫瘍攻撃性Tリンパ球の働きを抑制するという機構もあるようです(図4-5)。

つまり、がん細胞が炎症細胞を利用して自分への攻撃を回避するメカニズムを作りあげることがあるようで、これはがんに

対する免疫治療を考えるうえで十分に考慮しないといけないことです。

炎症とがんについてもうひとつ触れましょう。これまで炎症が起こるとがんになりやすくなることを説明してきましたが、確かに胃や腸管、肝臓などの消化器系組織や肺のような呼吸器系組織ではこれがあてはまるようです。一方、関節リウマチの患者では慢性的に関節に炎症があっても関節にがんができることはまずないので、必ずしも慢性炎症だけでがんができてくるのではないようです。おそらく、慢性的な炎症刺激に加えて、環境由来の因子も発がんに重要な役割をするのでしょう。そのような因子は、食道や気道から入ってくるので、消化器や呼吸器では濃度が高くなりますが、関節などではそれほど高くならないはずです。

## 4-2　肥満、糖尿病

日本人男性は約3割、女性は約2割が肥満（ボディマス指数：BMI ＝体重kg／（身長m）$^2$ ＞25）とのことです。肥満により2型糖尿病になるリスクが上がりますが、日本では糖尿病で亡くなる方が年間1万3000人以上もいます（2016年の統計）。

肥満や糖尿病においては慢性炎症が悪者の役割を果たしています。以前から、過食による肥満では脂肪組織に持続的な炎症が見られることが知られていましたが、これが原因で肥満が進むのか、それとも単に肥満の結果二次的に起こっていることなのか議論がありました。そこで、大阪大学の前田法一、石井優・両氏のグループが多光子励起顕微鏡という新しい顕微鏡を用いて生きたマウスの脂肪組織を仔細に観察しました。

その結果、驚いたことに、高カロリー食摂取後わずか5日目には脂肪組織に炎症状態が見られ、マクロファージが活性化されていてよく動き回るようになっていること、そして脂肪細胞がS100A8というタンパク質を作ることによってマクロファージの動きを盛んにしていること、さらにはこのS100A8がマクロファージに炎症性サイトカインを作らせて炎症反応を促進していることなどが明らかになりました。そして、生体内でS100A8の働きを止めると脂肪組織での炎症がおさまり、さらに高カロリー食で誘導されたインスリン抵抗性も改善したとのことです。これらの結果から、高カロリー食で脂肪組織が刺激を受けると、脂肪組織で催炎症性の分子が作られて持続的な炎症が起こり、これが全身の細胞に働いてインスリン抵抗性がもたらされる、というシナリオが実験的に確認されたのです。

インスリン抵抗性というのはインスリンが十分に分泌されていてもインスリンの効果が十分に見られない、すなわち血糖値が下がりにくいという状態です。つまり、高カロリー食は早期から脂肪組織でのマクロファージの活性化を誘導することによって2型糖尿病の前段階を生み出しているということになります。

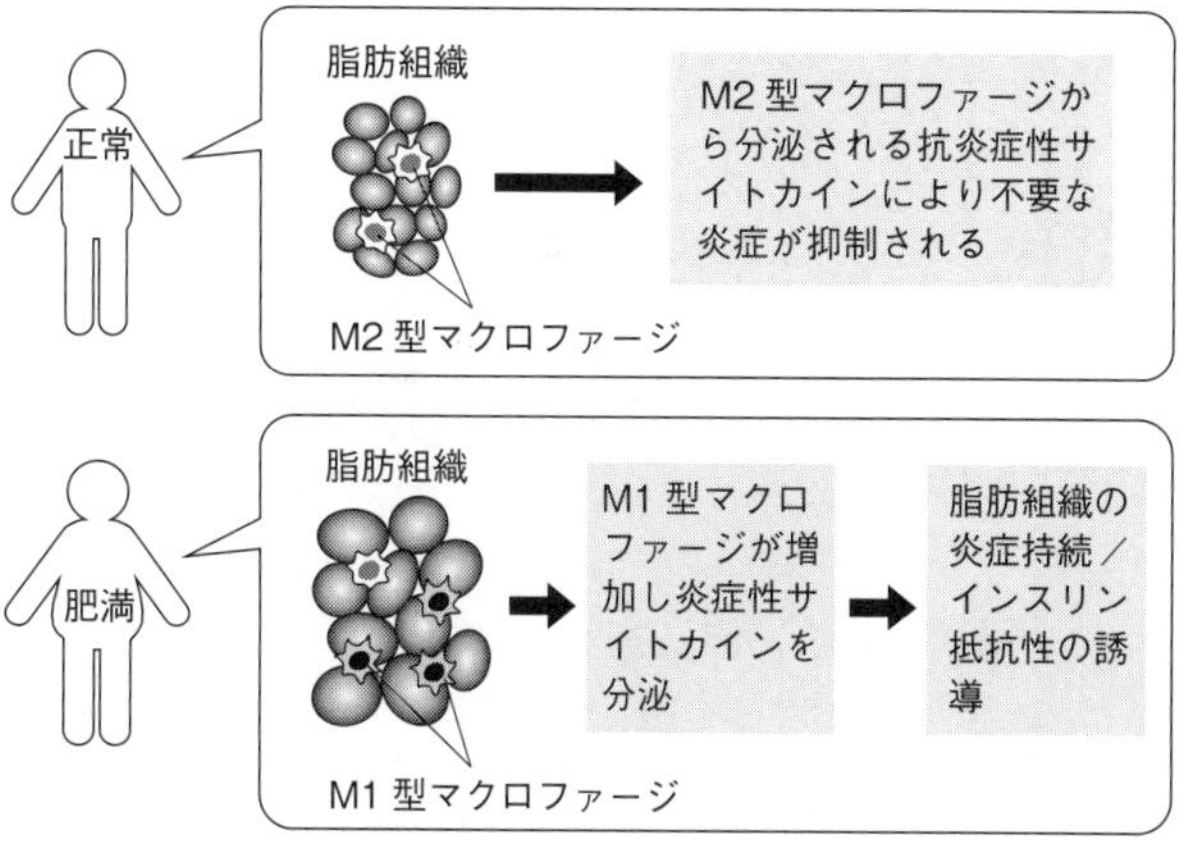


正常人の脂肪組織には抗炎症性サイトカインを作る M2 型マクロファージが多いが、過食・肥満により M2 型マクロファージが減り、炎症性サイトカインを作る M1 型マクロファージが増える。このために脂肪組織で炎症が起こり、インスリン抵抗性が誘導されるようになる

**図 4-6　脂肪組織における M1 型マクロファージ、M2 型マクロファージの役割**

これまで、脂肪組織には正常時にもマクロファージがたくさんいることが知られていましたが、これらのマクロファージはＩＬ－10などの抗炎症性サイトカインを作るいわゆるＭ２型マクロファージであり、不要な炎症を抑制する働きを持っています（図４－６上）。

しかし、第３章で触れたように、ここ数年の研究から、肥満の進行とともに脂肪組織ではＭ２型マクロファージが消えて炎症性サイトカインを産生するＭ１型が増え、これがインスリン抵抗性をもたらす原因のひとつであることがわかってきました（図４－６下）。これらの研究を合わせて考えると、次のようなシナリオが考えられます。すなわち、（1）高カロリー食摂取後かなり初期に脂肪組織でマクロファージの活性化が始まり、（2）これがやがてはマクロファージのM2型からM1型への変化をもたらし、（3）このために脂肪組織の炎症が持続することとなり、（4）さらにはインスリン抵抗性までもが誘導されていく、というものです。

正常な脂肪組織には、M2型マクロファージ以外にも炎症を抑える細胞が存在するようです。そのひとつが制御性T細胞です。この細胞もTリンパ球の一種です。マウスを用いた研究の結果、これらの細胞も脂肪組織での過剰な炎症を抑え、個体のインスリン感受性を一定に保つ役割を持つことが明らかになってきました。

最近のオーストラリアや日本のグループの仕事によると、脂肪組織の制御性T細胞の細胞膜上にはIL－33というサイトカインに対するレセプターがたくさん存在しています。そして、高脂肪食を与えたマウスやマウスの肥満モデルの内臓脂肪では制御性T細胞が減少して血糖値が上昇するのですが、IL－33の投与により脂肪組織の制御性T細胞が増加するとともに血糖値の改善が見られたとのことです。通常、IL－33は脂肪細胞が作っているので、脂肪細胞と制御性T細胞はIL－33とそのレセプターを介して共存関係を保ち、脂肪組織の恒常性維持に関わっているのかもしれません。

このように、脂肪組織における炎症が過食により誘導され、これが肥満の過程で重要な役割を果たすことがわかってきました。過食により脂肪細胞がどのようなメカニズムで炎症誘導性の物質を作るようになるのかまだ不明ですが、脂肪細胞にも種々のデンジャー・シグナルを感知するレセプター群が発現しています。これらのレセプターは病原体だけではなくて、食物由来の多価不飽和脂肪酸や核酸などの代謝産物なども感知することから、おそらく脂肪細胞は血中に存在する食物由来の種々のデンジャー・シグナルを直接に感知して反応するのでしょう。前にも言いましたが、炎症には白血球だけでなく、それ以外の細胞も大事な役割をしていますね。

ところで、肥満や糖尿病予防のために砂糖よりカロリーが少ない人工甘味料がよく使われます。これらを使えば、慢性炎症を予防できそうですが、話はそう単純でもなさそうです。数年前にイスラエルの研究者たちが人工甘味料のとりすぎは腸内細菌のバランスを乱し、耐糖能が異常になる（＝糖負荷により上がった血糖値を元に戻す能力が低下するということ＝すなわち糖尿病の前段階になっている）という論文をNature誌に発表したのです。このことから、人工甘味料でも糖尿病の引き金になるのでは？　ということで、非常に大きな波紋をよびました。

この論文の骨子は次のようです。マウスに人工甘味料のひとつであるサッカリンを与えると投与後5週間ぐらいから耐糖能に異常が現れます。しかし、腸管の細菌を殺す抗生物質をあらかじめ投与しておくとサッカリン投与による耐糖能異常が起こらなくなり、さらにサッカリン投与マウスから無菌状態で育てたマウスに糞便を投与すると、耐糖能異常も一緒に伝わるようになりました。つまり、サッカリンの影響は腸管の糞便中にいる細菌を介しているようです。

さらに、イスラエルで400名近くの人工甘味料の摂取量の多い人たちを調べたところ、人工甘味料非摂取の人たちに比べて肥満や耐糖能異常が見られる比率が高く、さらに7人に高用量のサッカリンを投与したところ、実際に4人に耐糖能の異常が見られたとのことでした。これらの結果から研究者たちは、人工甘味料をとりすぎると腸管細菌叢がアンバランスになり、そのために糖尿病になりやすくなると結論したのです。

ただ、論文をよく読んでみると、マウスへのサッカリン投与の場合、飲み水中のサッカリン濃度のみが記載されていて、総投与量が記述されておらず、人間で許される量をマウスの体重に換算して投与したとだけしか書かれていません。

また、人間への投与の場合に用いた「高用量」というのは、ふつうの人がとる何十倍もの量のようで、実験としては極端なものになっているようです。しかし、カロリーゼロの人工甘味料を使っても肥満や耐糖能異常は改善しないという報告もこれまでにいくつもあることから、単純に砂糖を人工甘味料に変えたから糖尿病にはなりにくくなった、これで安心だ、ということにはならないようです。この点、驚いたのは、アメリカのトランプ大統領は毎日ダイエットコークを12缶（＝4リットル以上）も飲んでいるそうです。おかしな人体実験にならなければいいのですが……。

# 4-3 脂質異常症、心筋梗塞、脳梗塞

## ①脂質異常症とは？

日本人の約４人に一人は動脈硬化が原因で起こる病気（脳梗塞、心筋梗塞、狭心症など）で亡くなっています。これらの病気は血中の脂肪分が異常に増えることによって起こります。血中の脂肪分は、主に、悪玉コレステロールといわれるＬＤＬコレステロール、善玉コレステロールといわれるＨＤＬコレステロール、さらに中性脂肪（トリグリセリド）からなります。高脂血症というのは、この三つのいずれかの値が異常値を示す状態のことを指していますが、脂質の中でも善玉のＨＤＬコレステロールは高くても構わないことから、最近は高脂血症よりも脂質異常症という言葉のほうがしばしば使われます。平成26年の厚労省「患者調査」では日本で２００万人以上の人たちが脂質異常症で継続的に治療を受けています。

## ②コレステロールとは？

コレステロールという言葉はよくお聞きになっていると思いますが、実際にコレステロールがからだの中で何をしていて、どのように作られ、どのように代謝されるのかなど、あまりよくご存じない方が多いのではないでしょうか？　そこで、ここでは炎症との関わりに触れる前に、ま

ずコレステロールの基本的なことについて触れましょう。まず、コレステロールは全身の細胞の膜を作るために必要な脂肪分です。また、性ホルモン、副腎皮質ホルモン（ステロイド）や胆汁酸などの大事な生理活性物質の原材料でもあります。したがって、コレステロールはわれわれのからだにとって欠かすことのできない物質であり、単に下げればいいというようなことはありません。

コレステロールには食事から入ってくる分もありますが、われわれのからだ（肝臓）で合成される分はその3倍以上あります。したがって、食事からのコレステロール摂取を少々減らしても血中コレステロール値は簡単には下がらないのです。そんなことから以前はコレステロールを一定以上とらないほうが良いとされていたのですが、最近は摂取制限してもあまり意味がないと考えられるようになっています。

次にコレステロールの存在状態です。コレステロールや中性脂肪のような脂肪分は水に溶けないので、血液中ではそれ単独で存在できません。アポタンパク質という結合タンパク質に結合した形で、球状の構造を持つリポタンパク質として血中を循環しているのです。このリポタンパク質は、その比重の違いから数種類に分けられます。特に重要なのがＬＤＬ（低比重リポタンパク質）とＨＤＬ（高比重リポタンパク質）です。ＬＤＬは肝臓で作られたコレステロールを運搬し、一方、ＨＤＬは余ったコレステロールを回収する役目を持っています。すなわち、ＬＤＬに運搬されるのがＬＤＬコレステロール、ＨＤＬに運搬されるのがＨＤＬコレステロールです。

### ③LDLコレステロールと動脈硬化、虚血性心疾患、脳梗塞

ＬＤＬコレステロール（ＬＤＬと略）が増えすぎると動脈硬化が起こりやすくなります。ＬＤＬ値が血中で高すぎると、血管の壁に浸み込んでコレステロール結晶として血管壁に溜まるようになるからです。第3章で述べたように、コレステロール結晶はインフラマソームを活性化して、血管に炎症を引き起こします。これが長引くと、血管壁が厚くなるとともに硬くなり、動脈硬化とよばれる状態になります。

動脈硬化が進むと、血管内腔が狭くなるために、血流がよどみ始めます。これが心臓の冠状動脈で起こるのが狭心症です。冠状動脈の血流が低下するために心筋への酸素供給が足りなくなり、胸に強い痛みが起こります。さらに、血管の内腔を覆う血管内皮細胞が炎症のために傷み始めると、その部分で血液が固まりやすくなり、血栓ができやすくなります。冠状動脈に血栓ができると、心筋への血流が急激に減り、心筋は酸素不足になって死にます。これが心筋梗塞です。

つまり、狭心症も心筋梗塞も心筋への血流不足のために起こる病気で、このために併せて虚血性心疾患ともよばれます。同様のことが脳の血管で起こるのが脳梗塞です。

炎症反応の指標となるマーカー分子としてＣＲＰ（Ｃ反応性タンパク質）が知られています。炎症時に炎症性サイトカインが肝臓に働いて血中に放出されるタンパク質です。最近は高い感度で測定ができ、高感度ＣＲＰ（ｈｓＣＲＰ）という検査項目になっています。アメリカの研究から、健康な

中高年男女では血中のｈｓＣＲＰ値が高いほど心筋梗塞が起こりやすく、ＬＤＬ高値でｈｓＣＲＰが高いとさらにそのリスクが上昇し、一方、ｈｓＣＲＰとＬＤＬの値が一定程度に低下すると心筋梗塞のリスクが有意に低下することがわかってきました。このことから、炎症マーカーであるｈｓＣＲＰがじつは虚血性心疾患の予知マーカーとしても使えるかもしれないといわれています。

**④ＨＤＬコレステロールと中性脂肪**

次にＨＤＬコレステロールと中性脂肪（トリグリセリド）についてです。ＨＤＬは余ったコレステロールを回収する役目を持っていることから、やはり減りすぎるとまずいことになり、たとえば、虚血性心疾患のリスクが増えます。

ＨＤＬコレステロールが減る原因として挙げられているのが、喫煙、肥満、運動不足などです。特に、メタボリックシンドローム（メタボ）の患者では、中性脂肪値が増え、ＨＤＬコレステロール値が減ります。糖尿病やその前段階の人でも同様です。その理由のひとつは、ＨＤＬコレステロールは中性脂肪と量的に逆の相関があるためのようです。つまり、過食、肥満、運動不足などにより、血中の中性脂肪が増えますが、そうなると逆にＨＤＬコレステロールが減ってくるのです。一方、ダイエットや薬物治療により中性脂肪の値が下がってくると、ＨＤＬコレステロールの値が上昇して良くなってきます。

食物繊維をとるとＨＤＬコレステロールの値が上がってくるといわれますが、これは一部には食物繊維が中性脂肪を吸着する作用があるためかもしれません。それから、最近話題に上がることの多いトランス脂肪酸は、ＬＤＬを増やすといわれています。トランス脂肪酸というのは「水素添加」という方法で製造されたマーガリン、ファットスプレッド、ショートニングや、これらを原材料に使ったパン、ケーキ、揚げ物などに含まれるものです。欧米のデータでは、ＬＤＬを増やしてＨＤＬを減らすことから、なるべくとる量を減らすことが望ましいとされています（農水省ホームページから）。しかし、日本では食品中のトランス脂肪酸の表示の義務や含有量に関する基準値はないので、とる量を減らしたほうがいいといわれてもどのくらい減らしたらいいのか、よくわかりませんね。

では、中性脂肪とはどんなものでしょう？　中性脂肪は、腸で吸収された栄養素の中の炭水化物（糖分）と脂質（脂肪）からできる物質で、からだのエネルギー源として使われます。使い残した分は肝臓や脂肪組織で貯蔵されます。脂肪組織への溜まり方については、皮下脂肪がつきやすい人、内臓脂肪がつきやすい人など、かなり個人差があるようです。

前に述べたように、コレステロールは少々摂取量を控えても血液中の値はあまり変わりませんが、中性脂肪は食物由来ですので、油分や糖分のとりすぎなど、カロリーオーバーの食事によって正常値を超えるようになり、逆に食生活の改善によりその値が改善してきます。

一方、中性脂肪はアルコールによっても血中で増えるといわれ、このことからアルコールが悪者視されることがあり、実際、厚労省ホームページには「中性脂肪はアルコール摂取量に比例して増加する」と明記されています。さらに、アルコールの飲みすぎにより脂肪肝が引き起こされてくることもよく知られる事実です。

しかし、これらは単にアルコールを飲んだか飲まないかではなくて、飲んだアルコールの量のほうが大事なのかもしれません。実際にこのような考え方を支持するデータが日本肝臓学会の雑誌である「肝臓」に発表されています。2008年に北海道・苫小牧市の王子総合病院健診センターで行われた調査での結果です。この調査では、主に40〜50歳台の男女3185名を、「お酒を飲まない人（非飲酒群）」、「一日当たりアルコール20グラム未満飲む人（少量飲酒群）」、「20〜40グラム未満飲む人（軽度飲酒群）」、「40〜60グラム未満飲む人（中等度飲酒群）」、「60グラム以上飲む人（多量飲酒群）」の5群に分け、それぞれ、HDL、LDLや中性脂肪の値と脂肪肝の有無を調べたものです。その結果、アルコール摂取量が一日当たり20〜40グラム（日本酒で1〜2合程度）未満の軽度飲酒群の人たちでは男女ともに中性脂肪の値は増えておらず、アルコールを飲んだから中性脂肪が上がるというようなことはありませんでした。

もしかすると、お酒を飲む際にはおつまみも食べ、飲酒量とともにおつまみの食べる量も増えることが多いことから、中性脂肪増加の主な理由は、じつはアルコールではなくて、おつまみなど別のことに関連しているのかもしれません（筆者が晩酌をするので、つい力が入って書いてしまいました。すみません）。

**⑤レムナントコレステロールと動脈硬化**

最近、レムナントコレステロール（以下、レムナント）という言葉をよく聞きます。レムナントは、血中のリポタンパク質が分解される過程で生じる残り物のことで（レムナントとは残骸のこと）、LDLと同様、血管壁に沈着して炎症を起こし、その結果、動脈硬化が進むことになります。レムナントを分解するのが血中の脂肪分解酵素リポタンパク質リパーゼで、これは運動によって作られます。運動が動脈硬化の予防に有効だというのは、一つにはレムナントを分解して動脈壁での炎症を抑えてくれるためです。

## 4-4　肝炎、肝硬変

肝硬変は肝臓の組織全体で線維化が起こり、そのために肝機能が低下し、最後は死に至る怖い病気です。線維化が起こるいちばんの原因は、肝臓で炎症が起こることです。炎症がだらだらと続いて慢性化すると、線維化が起こるのです。肝炎で多いのは、ウイルス性肝炎、過度の飲酒によって起こるアルコール性肝炎、それと最近増えているのが非アルコール性脂肪性肝炎（NASH）です。

ウイルス性肝炎は、日本ではこれまでB型肝炎ウイルスの感染によるものが多かったのですが、ワクチンができてから次第に感染者数が減ってきました。それでも100万人以上の感染者がいると推定されています。血液や体液を介して感染します。B型肝炎ウイルスによる急性肝炎の場合、かかった人の約9割では時間とともにウイルスは排除されて、肝炎は一過性で終わります（急性感染）が、約1〜2割の人たちではウイルスが完全に排除されずに肝臓に残り（持続感染）、慢性肝炎となります。するとほとんど自覚症状がないにもかかわらず、肝硬変に進み、さらには肝がんになることがあります。C型肝炎ウイルスの感染者も日本では100万人以上いるといわれています。B型肝炎ウイルスと同様に、血液、体液を介して感染します。C型の場合、感染者の約7割が持続感染となり、慢性肝炎となります。さらにその3分の1強の人が肝硬変となり、そのうち1割近くつまり約2万人の人が肝がんを発症するのですから、これは大変なことです。

アルコール性肝炎は過度の飲酒によるものです。男性だと日本酒5合を10年以上続けると脂肪肝を経て肝硬変に進行します。ロシアやフランスでは飲酒による肝硬変が大きな問題になっています。

一方、アルコール性肝炎よりずっと多いのは、アルコールを飲まないのに発症する非アルコール性脂肪性肝炎です。その英語名の頭文字をとってＮＡＳＨ（ナッシュ：non-alcoholic steatohepatitis）とよばれます。肝臓に脂肪が溜まり（脂肪肝）、炎症が起こり、肝細胞が膨れて壊れ、その結果、線維化が起こり、少なくとも1～2割の人が肝硬変へと移行します。日本ではＮＡＳＨの患者数はおそらく１００万～２００万人いると考えられています。ということはＮＡＳＨにより肝硬変になる人は10万人以上いるであろうと推測され、Ｃ型肝炎による肝硬変の患者数よりもずっと多い可能性があります。ＮＡＳＨの原因ははっきりしていませんが、生活習慣病やメタボが根底にあるであろうとされています。血中脂質や血糖値が高い人に発症が多い傾向があります。

以上述べたごとく、ウイルス性肝炎、アルコール性肝炎、非アルコール性脂肪性肝炎（ＮＡＳＨ）などが慢性化すると、肝細胞が死んでその数が減り、肝細胞を取り巻く間質では線維化が始まります。線維化が進行すると、肝臓全体が硬くなって機能低下が進み、肝硬変という状態になります。しかし困ったことに、慢性炎症によってどうして線維化が起こるのかあまりわかっていません。わかっているのは、ＴＧＦ－βとよばれるサイトカインが慢性炎症の際に作られて線維化を促進するらしいことですが、これまでに開発されたＴＧＦ－βの働きを止める薬剤では、進行した線維化にはあまり効果が見られず、逆に心血管系や免疫系への副作用などもあるようです。おそらく、まだわれわれが知らない線維化のメカニズムがあるのではないでしょうか。

## 4-5 アトピー性皮膚炎

アトピー性皮膚炎は、痒みのある湿疹が良くなったり悪くなったりしながら続く、非常に治りにくい皮膚炎です。痒みの程度は強いことが多く、時には夜よく眠れないなど日常生活に支障が出るほどの強い痒みが出ることがしばしばあります。原因は今のところ不明ですが、アトピー性素因との関連が深いとされています。

「アトピー」とは、アレルギーを起こしやすい体質、あるいはアレルギーと関連の深いIgE抗体を作りやすい体質のことです。アトピー性皮膚炎患者では、しばしば、喘息、アレルギー性鼻炎、食物アレルギーなど、IgEが関連する他のアレルギー疾患を同時に持っているといわれます。しかし、本当にIgE高値のためにそうなったのか、それとも他の理由で同時にいくつかの病気を持つようになったのかは気をつけて考える必要があるかもしれません。というのは、アトピー性皮膚炎の患者で比較的軽症の場合、IgEが原因で皮膚に炎症が出ていることが証明できる割合はそれほど多くないからです。

近年、アトピー性皮膚炎患者の数は増え続け、最近の厚労省のデータによると、小児から30代までの人たちでは、約10人に一人がアトピー性皮膚炎であるとのことです。少し前ですが、千葉大学の河野陽一氏のグループにより行われた調査によると、両親にアレルギーの既往があるとその子がアトピー性皮膚炎を発症する確率は明らかに高くなるとのことです。

たとえば、父母ともにアレルギー既往がないときのオッズ比（起こりやすさ）を1・0とした場合、その子が4ヵ月齢でアトピー性皮膚炎を発症するオッズ比は父だけにアレルギー既往があると約2・4、母だけに既往があると約4・0、父母ともに既往があると約7・6にまで上がるそうです。ただし、父母、子供は通常は同じ環境に居住することが多いので、これだけだと重要なのが遺伝なのか環境なのかわかりませんが、双生児を対象とした研究では明らかに一卵性双生児のほうが二卵性双生児に比べて、兄弟でアトピー性皮膚炎を発症する一致率が高いことがわかっています。これらのことから、アトピー性皮膚炎のなりやすさについては、遺伝が非常に大きく関わっていることは確かですが、あとで述べるように、環境も関与しているようです。

アトピー性皮膚炎患者では皮膚のバリアが弱くなり、いろんな物質が皮膚の中に入りやすく、したがって炎症が起こりやすくなっているといわれています。皮膚では通常、フィラグリンやケラチンというタンパク質が作られ、互いに凝集・結合することにより皮膚のバリアが形成されます。一方、フィラグリンが足りないと皮膚角質の細胞がはがれやすくなり、皮膚がもろく、乾燥してきます。

2006年、イギリスの研究グループがフィラグリン遺伝子の変異を持つ人にアトピー性皮膚炎が多く、フィラグリンの産生低下あるいは欠損がアトピー性皮膚炎の原因であるかもしれないと報告しました。驚いたことに、この遺伝子変異はヨーロッパでは約1割もの人が持っていることから、非常に大きな反響をよびました。しかし、日本で健常者を調べてみると、フィラグリン遺伝子に変異を持つ人はずっと少なく、人口の3%程度だそうです。ただし、フィラグリン遺伝子に変異がなくても、皮膚炎の強さとフィラグリン・タンパク質量の低下には相関があり、アトピー性皮膚炎の発症や増悪にはやはりフィラグリンの発現低下が大事な役割をしているようです。

話は脱線しますが、昔、免疫学の大家の某先生が「路上生活者にはアトピーが少ない。それはお風呂に入る回数が少なく、皮膚が傷つかないから。一方、きれい好きのお母さんの子にアトピーが多く、それは皮膚をごしごしこすりすぎてアレルゲンが入りやすくなるから」などと言っておられましたが、この説の真偽はさておき、確かに皮膚をこすりすぎるとバリアとしての能力が減るでしょうね。実際、アトピー性皮膚炎の患者では皮膚が傷つかないようにすることと保湿が大事といわれています。

アトピー性皮膚炎の炎症には大きな特徴があります。それはTリンパ球の中でもTh2リンパ球とよばれる細胞が皮膚の真皮層とよばれるところに多数見られることです。真皮層は血管が多く、炎症が起こりやすい場所です。

皮膚のバリアが弱くなると、アレルゲン（アレルギーを起こす物質）が真皮にまで到達して、そこで免疫反応が起こるようになります。すると、Tリンパ球がTh2タイプのものに分化して、IL－4、IL－5、IL－13などのサイトカインを産生するようになります。これらのサイトカインがBリンパ球に働くと、IgE抗体ができやすくなります。これが、アトピー性素因のある人の皮膚で起こると、もともとIgE抗体を作りやすい素因の上にIgEを作りやすくする反応が起こるのですから、余計にIgE抗体ができやすくなります。では、どうしてアトピー性皮膚炎の皮膚ではTh2タイプのTリンパ球が増えてくるのでしょうか？

これまでよくいわれてきたのは「環境がきれいすぎるとTリンパ球がTh2タイプのものに分化してアレルギーが起こりやすくなり、一方、環境に汚染物質が多いとTリンパ球がTh1タイプに分化してアレルギーが起こりにくくなる」ということでした（註：Thというのは、細胞表面にCD4という分子を持っているヘルパータイプのTリンパ球という意味です。Thリンパ球にはTh1、Th2、Th17タイプなどの亜群があります）。これは、「衛生仮説」とよばれ、もともとは1989年にイギリス・ロンドン大学のデビッド・ストラチャン（David Strachan）氏が英国医学雑誌に発表した論文に端を発しています。

彼は、1958年3月に生まれた約1万7000人のイギリス人について23歳になるまでアレルギー疾患（花粉症と湿疹）の発症率を調べ、兄弟の数が少ないと発症率が高くなり、これが年少の兄弟よりも年上の兄弟の数に依存していたことから、子供の場合、兄弟が多く生育期に感染にさらされる機会が多いとアレルギー疾患になりにくい（逆にいうと、生育期にあまり感染にさらされないとアレルギーになりやすい）のではないか？　すなわち、子供の生育期の衛生環境がアレルギー発症に影響するのではないか？　と推論したのです。

その後、このような報告が相次ぎ、たとえば、スイスで行われた調査によると、家畜を飼育する農家で育った子供は同じ地域の非農家で育った子供に比べてＩｇＥ抗体値が低くアレルギー症状が少ない（Braun-Fahrländer et al, Clin Exp Allergy 29:28, 1999）とか、アメリカ・ミシガン州のデータでは１歳以下のときに室内で犬や猫を２匹以上飼育している家で育った子供はその後のアレルギーの発症が少ない（平均年齢６・７歳の８００人以上の子供を生下時から調査。JAMA, 288:963, 2002）などの報告が出てきました。

さらに最近、アメリカのアーミッシュとよばれる伝統的な生活様式（＝おそらく衛生環境が低い）を受け継いでいる農民の子供たちを調べたところ、一般の人たちと比べて確かに喘息の発症率が低く、特に、アーミッシュと遺伝的には近い関係にありながら近代的な生活様式をとっているヒュッテル派とよばれる農民の子供たちに比べても、明らかに喘息の発症率が低いことがわかりました（Stein, MM et al, New Engl J Med, 375:411, 2016）。そして、アーミッシュの子供たちの家ではヒュッテル派の子供たちの家に比べて、空気中に浮遊しているダスト（ハウスダスト）中のエンドトキシンの値が約７倍高く（註：エンドトキシンは細菌の産物で、ハウスダスト中のエンドトキシン値が高いということは、頻回に細菌にさらされることになる）、さらに、アーミッシュの農家からとったハウスダストあるいはヒュッテル派の農家からとったハウスダストの抽出物をマウスに長期投与したところ、ヒュッテル派農家由来の抽出物ではマウスの気道アレルギーが悪化したものの、アーミッシュ農家由来の抽出物では気道アレルギーが改善し、この改善効果はマウスの自然免疫系を働かなくすると消失したことから、自然免疫系を介していることがわかりました。

以上のことから、アーミッシュの農家では、ヒュッテル派の農家に比べて、自然免疫系を刺激するような細菌を含むハウスダストが豊富にあり、これにさらされた子供たちは自然免疫系が適度に刺激されるために喘息になりにくくなった、という可能性が示唆されています。

この他にも同様な報告がいくつもあり、「衛生仮説」すなわち「生育期に病原体にさらされるとアレルギーになりにくくなる（逆にあまり環境がきれいすぎるとアレルギーになりやすくなる）」という説が広く流布するようになってきたのです。

一方、過去の文献をよく調べてみると、フィンランド、イギリス、デンマークなどで行われた三つの異なる疫学調査では「小児時の感染とアレルギー疾患のなりやすさの間には有意な関連は見られない」という結論が出ています。つまり、この問題にはいろいろと地域差もあるようで、世の中がきれいになり感染が減ったからアレルギーが多くなったというような単純な結論は現時点では出せないようです。

この点、イギリス・ロンドン大学のサリー・ブルームフィールド（Sally Bloomfield）氏がおもしろいことを言っています。彼女は、単に環境がきれいか汚いかということではなくて、環境に存在する多様な微生物の存在が重要と言っています（Bloomfield, S. F. et al. Perspect. Publ. Health 136 : 213, 2016）。つまり、幼児期にさまざまな環境のもとで多様な微生物にさらされると、皮膚、気道や腸管の常在細菌叢が多様となり、これが適当な免疫刺激となってアレルギー反応が起こりにくくなる状況を作り出すのかもしれないと推測しているのです。これを支持することに、デンマークやスウェーデンの調査では、腸管の常在細菌叢の多様性が減っている人にアトピー性皮膚炎が起こりやすいという結果が出ています。

抗生物質投与で常在細菌叢が変化するとアレルギーになりやすくなるという報告もあります。たとえば、妊娠時に抗生物質投与を受けた母親から生まれた子には喘息を含むアレルギー疾患が起こりやすいとか、抗生物質を投与された小児では喘息が起こりやすくなるというような論文がいくつも出ています。

前のところで、炎症に関わるのは決して白血球だけではないことを説明しました。アトピー性皮膚炎でもこれはまさにそのとおりです。皮膚にアレルゲンが侵入して炎症が起こり、痒いためにかきむしると、皮膚表面の上皮細胞が傷つき、種々の可溶性の物質が放出されるようになります。

これらの物質はからだに対するアラーム（alarm：警報）として機能するのでアラーミン（alarmin）ともよばれます。なかでもＣＣＬ17、ＣＣＬ22などのケモカインはＴリンパ球を炎症局所に引き寄せます。ＴＳＬＰ、ＩＬ－１、ＩＬ－33などのサイトカイン※註1は皮膚に存在する自然免疫細胞（ＩＬＣ２）や好塩基球に働いてＩＬ－４のようないわゆる２型サイトカイン（章末の註1参照）を分泌させます。すると、２型サイトカインは皮膚に集積してきたＴリンパ球に働いてＴｈ２タイプの細胞に分化するように仕向け、さらにＢリンパ球に働いてＩｇＥを作るように仕向けます（図４－７）。

そして、これは次の第５章でも触れますが京都大学の椛島健治氏のグループの仕事によると、Ｔｈ２タイプの細胞から放出されるＩＬ－31というサイトカインが神経細胞に働いて強い痒みを誘導することがわかってきました（Exp.Dermatol, 27:327, 2018）。つまり、ここでも種々の白血球と非白血球系細胞がケモカインやサイトカインを介して密接に相互作用をすることにより、特徴的な持続性の炎症ができあがってくるのです。

アトピー性皮膚炎の特徴のひとつは、なかなか治らずに炎症が繰り返し続くことですが、どうしてこのようなことが起こるのでしょうか？

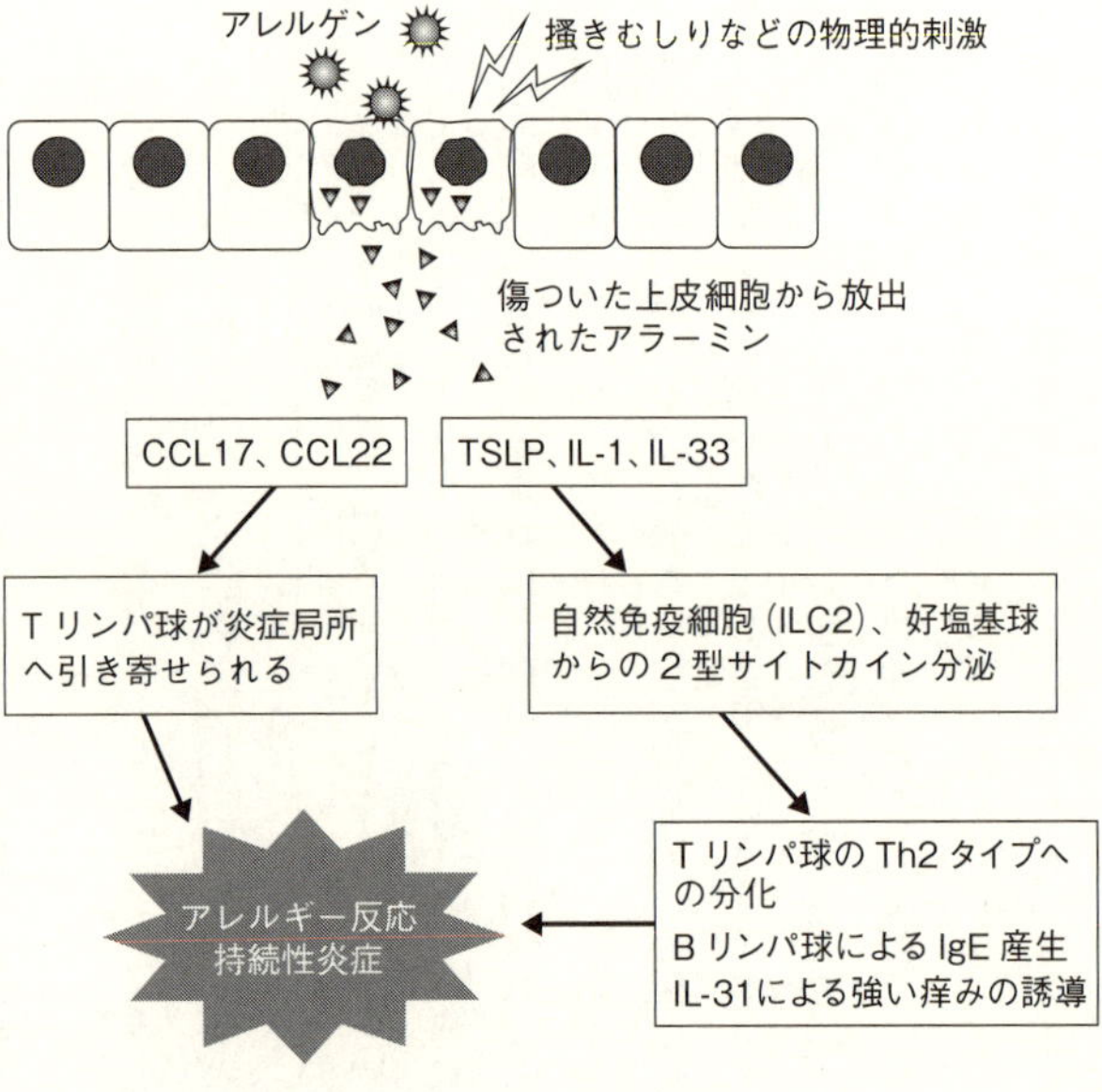


アレルゲンが上皮を越えて皮膚の中に入り、さらに掻きむしりなどにより上皮細胞が傷つくと、アラーミンという警報物質が放出される。アラーミンにはTリンパ球を局所によび寄せる働きを持つCCL17、CCL22などのケモカインや、自然免疫細胞（ILC2）や好塩基球を刺激するTSLP、IL-1、IL-33などのサイトカインがある。これらの分子群が局所で放出されると、炎症巣によび寄せられたTリンパ球がTh2タイプに分化してBリンパ球にIgEを作らせるとともに、Th2リンパ球は痒みを誘導するIL-31というサイトカインを放出する。痒みのために掻くとまたアラーミンが放出されて、炎症のサイクルがさらに進んでいく

**図4-7　アトピー性皮膚炎における炎症持続のメカニズム**

そのひとつの理由は、一度、皮膚で刺激を受けたリンパ球の表面に特殊な分子が出現するようになり、そのためにリンパ球が再び皮膚に戻ってくる能力を獲得するためです（詳しくは註1を参照してください）。こうなると、一度特定のアレルゲンで刺激されたリンパ球がまた同じ皮膚に戻って同じアレルゲンと出会うことになるのですから、リンパ球は2次免疫応答を起こして、初回より速く、強く反応することになります（第2章「リンパ球と二度なしの原理〈免疫記憶〉」参照）。皮膚でこのようなことが起こると、炎症が治りにくくなります。

さらに、皮膚には一度棲み着くと数ヵ月同じ場所に存在する resident memory T cell、すなわち棲み込みメモリーTリンパ球とよばれる特殊なリンパ球がいます。この細胞はステロイド塗布によって数は減るのですが、死なず、いずれ数が増えてくると再び炎症を促進する可能性があります。

もうひとつの理由は、傷ついた皮膚で感染が起こりやすくなり、その二次的な影響で炎症が持続しやすくなることです。たとえば、9割程度のアトピー性皮膚炎患者の皮膚には黄色ブドウ球菌の感染が見られますが、この細菌が作る毒素はリンパ球を刺激し、さらに知覚神経に働いて強い痒みを引き起こします。このようなことが起こると、ますます炎症は続きやすくなります。

リンパ球は体内を繰り返し循環し、全身をパトロールしますが、一度、皮膚で刺激を受けたリンパ球の多くは再び皮膚に戻ってくるようになることが知られています。同じことが腸管でも見られ、腸管で刺激を受けたリンパ球の多くは再び腸管に戻ってくるようになります。組織特異的リンパ球ホーミングとよばれる現象です。

これには二つのメカニズムがあるようです。ひとつは、リンパ球が特定の組織環境からの影響を受けて、ホーミング分子といわれる特定の接着分子（細胞の接着に必要な分子）を細胞表面に持つようになります。もしこの分子が接着する相手がその組織の血管の内側に存在すると、リンパ球がその血管に通りかかったときに「ここが棲み着くべきホームである」と認識して、その組織に移行するのです。

もうひとつは、リンパ球が組織環境からの影響を受けて、その組織で作られているケモカインに対して反応できるようになることです（具体的にはそのケモカインに対するレセプターを細胞表面に持つようになることです）。ケモカインは細胞を引き寄せる分子なので、それに対するレセプターを発現するようになったリンパ球は、そのケモカインを作る組織に引き寄せられやすくなるのです。以上のような過程を経て、皮膚で刺激を受けたリンパ球の表面には、皮膚に移行するために必要なホーミング分子とケモカインレセプターが出現するようになり、このために再び皮膚に戻ってくる能力を獲得することになります。

以上説明したように、アトピー性皮膚炎が治りにくく炎症が長引いてしまう理由がいくつもあります。第5章で述べますが、それぞれの原因に対する新たな治療法が現在、開発されつつあります。

## 4－6　喘息

喘息は気管支喘息ともよばれ、空気の通り道である気管支に慢性の炎症が起きている病気です。そのために気道が非常に敏感になっていて、わずかなホコリやストレスによる刺激でも咳や痰が出て、さらに気道が狭くなるために、息が吐きにくくなり、ヒューヒュー、ゼーゼーなどと音がする喘鳴とよばれる症状が見られるようになります。喘息を持つ人の数はこの10年間で1・5～2倍程度増え、日本だけで1000万人以上の患者がいるといわれています。

喘息には、大きく分けると、ＩｇＥ抗体が関係するアトピー型とＩｇＥ抗体の関与が認められない非アトピー型があります（図４－８）。

アトピー型喘息は、ハウスダスト、ダニ、花粉など、アレルゲンの特定が可能で、このアレルゲンによりＩｇＥ抗体が作られて、その結果、喘息症状が出てくるものです。小児の喘息の９割程度はこのタイプであるといわれています。多くの場合、思春期までに症状が消え、薬を使用せずに通常の生活が送れるようになります。

一方、非アトピー型喘息は、アレルゲンが特定できず、ＩｇＥ抗体はできておらず、喫煙やス

| | アトピー型喘息 | 非アトピー型喘息 |
|---|---|---|
| 発症時期 | 小児〜思春期が多い | 成人前、成人後<br>どちらでも見られる |
| 症状 | 発作型が多い | 慢性型が多い |
| アレルゲン<br>特異的 IgE 抗体 | 陽性 | 陰性 |
| 他のアレルギー疾患<br>の既往歴、家族歴 | あることが多い | ないことが多い |
| 予後 | 約7割が思春期までに治るが、<br>後で再発することもある | 慢性化することが多く<br>完治は少ない |

喘息には大きく分けて、IgE 抗体が関係するアトピー型喘息と IgE 抗体の関与が認められない非アトピー型喘息がある

**図 4-8　アトピー型喘息と非アトピー型喘息の違い**

トレスなどのさまざまな因子により喘息症状が出てきます。成人で出る喘息の半分ぐらいがこのタイプです。慢性化することが多く、なかなか完全には治りません。

喘息が近年増えている理由はよくわかっていませんが、アトピー性皮膚炎のところで述べた「衛生仮説」が広く信じられた時期がありました。つまり、幼児期の環境がきれいすぎると喘息になりやすく、逆に不潔な環境で微生物にさらされると喘息になりにくいという説です。ところが、乳幼児でよく見られるＲＳウイルス（ＲＳＶ）感染では、治ったあとに喘鳴を伴う呼吸困難になることがしばしばあることから、微生物感染を起こしたから喘息になりにくくなるというような簡単なことではないようです。

一方、疫学的調査の結果、幼児期に農村に住むと喘息の発症率が低下し、さらに、環境由来の粉塵や

そこに存在する微生物由来の物質への曝露によって喘息の発症率が低下するという報告が確かにいくつもあります。実験的にもハウスダストを投与して喘息を起こすマウスの実験モデルで、あらかじめ少量のエンドトキシンあるいは農家の粉塵由来の抽出物を投与しておくと、気道でのＴｈ２リンパ球による炎症が抑制され、喘息の発生率が明らかに低下することがベルギー・ゲント大学のバート・ランブレヒト（Bart Lambrecht）、ハミダ・ハマド（Hamida Hammad）両氏のグループから報告されています（Science, 349:1106, 2015）。

彼らはこの研究において上皮細胞に存在するＡ20というタンパク質の働きが喘息の発生抑制に重要であり、Ａ20の働きについて次のようなシナリオを想定しています。すなわち、（１）エンドトキシンや粉塵由来抽出物が上皮細胞に働くと、炎症を抑制するＡ20タンパク質が作られる、（２）上皮細胞内でＡ20が働くと、放出される炎症性サイトカインの量が減る、（３）その結果、気道で炎症が起こりにくくなり、喘息の発症率が低下する、というものです。

実際、彼らは、Ａ20遺伝子に変異があって正常なＡ20タンパク質を作れない人では喘息の発症率が増加することを明らかにしていて、Ａ20がヒトでも重要な免疫制御分子である可能性があります。Ａ20の働きについては今後のさらなる研究が必要ですが、もしこのようなメカニズムがヒトでも働いているのであれば、無理にエンドトキシンや粉塵にさらさなくても、薬物を使ってＡ20を増やしてやることが喘息予防策のひとつの方向として考えられるかもしれません。

これまでいわれてきた「衛生仮説」については、一部当たっている部分もあるようですが、単なる目先のきれいさ、汚さだけが問題ではないようです。この点、興味深いのは、最近ドイツで行われた調査の結果です（J.Weber et al, Am J Resp Crit Care Med, 191:522, 2015）。

この調査では、399の家庭において家の衛生度や個人の衛生度を調べ、それが子供（平均年齢9・4歳）のアレルギー性疾患（喘息を含む）の発症と何らかの関係があるかを調べたものです。その結果わかってきたのは、家族がいる部屋のじゅうたんのエンドトキシンの値（すなわち細菌による汚染度）と喘息やアトピー性皮膚炎のなりやすさは反比例する（つまり、汚いとアレルギーになりにくい傾向がある）ということでした。つまり、幼児期に存在する微生物の量とアレルギー疾患のなりやすさには逆相関があるようです。

しかし、おもしろいことに、いくら掃除をして家の衛生度を上げても、あるいは何度も手洗いしたり顔を洗って個人レベルでの清潔度を上げても、エンドトキシン値はある程度下がるものの、アレルギー発症の頻度は変わらなかったのです。

これらの結果から、この調査を行った研究者たちは、いくら掃除や手洗いの回数を増やして家や個人の衛生度を上げようとしても、表面的な微生物しか除去できず、おそらくペットや来客やその他の要因によって外部からすぐに微生物が入ってくるために、清潔度、衛生度の維持には限りがあり、アレルギー発症率を変えるほどの変化をもたらすことができないのであろう、それよりは家の存在する場所や環境などのほうが重要であろうと推測しています。

しかし、筆者の眼からみると、別の可能性もありそうです。それは、単に微生物がそこにいるかどうか、あるいはどのくらいたくさんいるか、ということよりも、その微生物が個人の常在細菌叢の一員として加わってその人のからだの中に多様な常在細菌叢が形成されるかどうかということがより大事なのかもしれません。

つまり、幼児期に存在した微生物がうまくその人の中に棲み着いて多様な常在細菌叢が形成されるとアレルギー発症を抑制するようになるが、単なる家や個人の衛生度改善では常在細菌叢は変化せずアレルギー発症率にははっきりとした変化が見られない、ということなのかもしれません。

最近、気道粘膜におけるTh2リンパ球依存性の炎症が慢性化するメカニズムが少しずつ明らかになってきました（Th2リンパ球とはヘルパーTリンパ球の一種で、IL-4やIL-13のサイトカインを作り、アレルギーに関与する細胞です）。これは千葉大学の中山俊憲氏のグループの研究によるものです。彼らはマウスの喘息モデルにおいて詳細な解析を行い、その結果、気道での炎症の過程でTh2リンパ球の一部が記憶細胞に変わり、悪者化して、その結果、ドミノ倒しのような連続的な反応が起こり、炎症が慢性化することを明らかにしたのです。

中山氏らが提唱しているのは次のようなシナリオです（図4-9）。

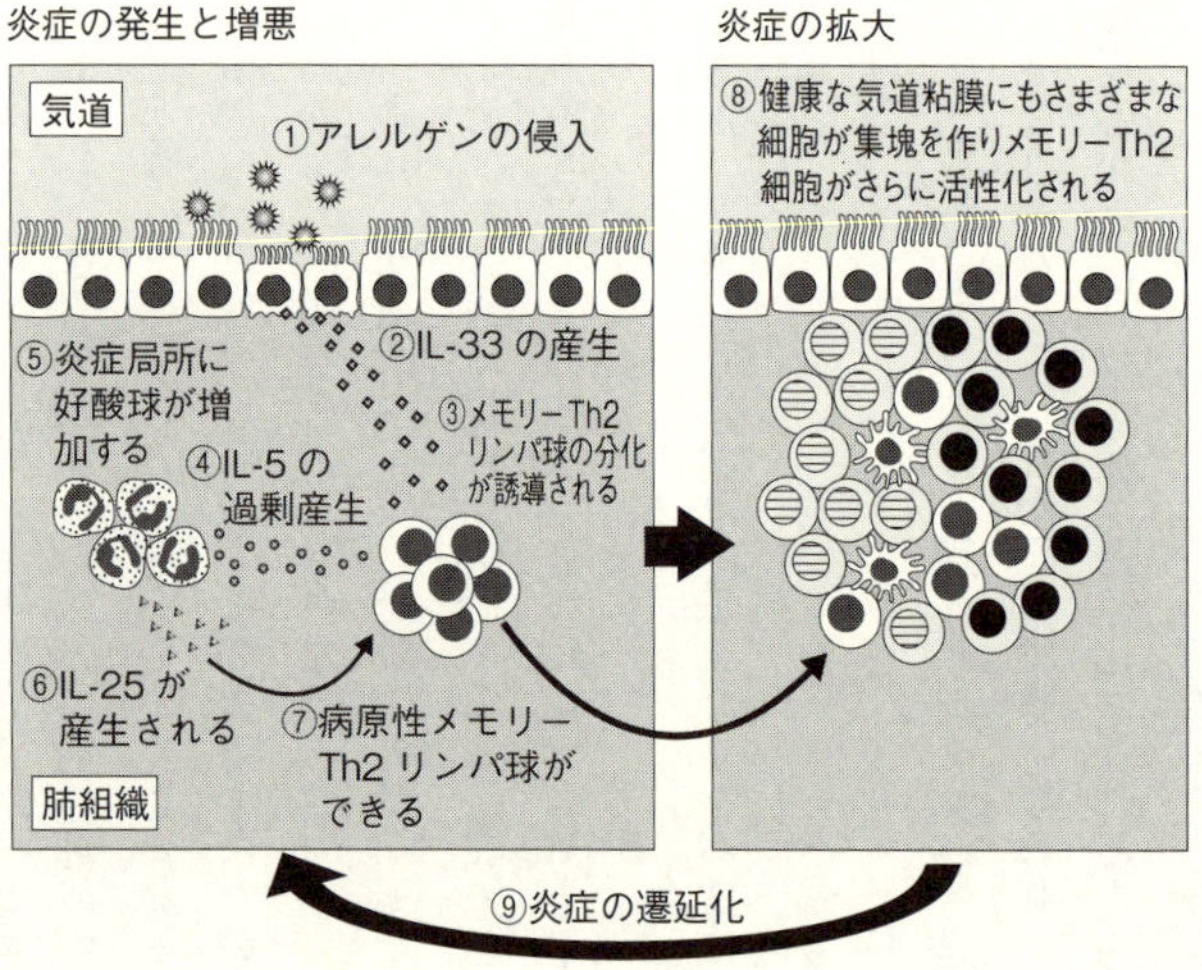


気道からアレルゲンが侵入してくると上皮細胞からIL-33が作られ、局所の活性化されたTリンパ球に働いて、IL-5を作るメモリーTh2リンパ球ができてくる。IL-5は好酸球に働いて増殖させ、好酸球からはIL-25が作られる。IL-25はメモリーTh2リンパ球に働いて病原性の強いメモリーTh2リンパ球を作る。このような反応の中で、炎症を起こしていない気道粘膜にも炎症細胞の集塊ができ、その中でメモリーTh2リンパ球がさらに活性化されて病原性を増し、炎症を起こしている気道粘膜に移動をして、さらに炎症を悪化させる

**図4-9　気道粘膜で炎症が慢性化、悪化するメカニズム**

まず、①気道にアレルゲンが侵入して炎症が起こると、②上皮細胞が傷ついてＩＬ－33というサイトカインが放出される、③ＩＬ－33はＴｈ２リンパ球に働いて、メモリーＴｈ２リンパ球ができやすくする（メモリーＴｈ２リンパ球とは、一度抗原に出会ったことを覚えていて、二度目に同じ抗原に出会ったときにすぐに反応するＴｈ２リンパ球です）、ここにアレルゲンが再侵入してくると、Ｔｈ２リンパ球が病原性を持つメモリーＴｈ２リンパ球に変化して、④ＩＬ－５というサイトカインを大量に作る、⑤ＩＬ－５は好酸球に働いて、炎症の場で好酸球が増える、⑥好酸球からはＩＬ－25というサイトカインが作られて、⑦さらに病原性メモリーＴｈ２リンパ球が増える、⑧このようないくつもの反応の中で、炎症を起こしていない気道粘膜にもリンパ球を含むさまざまな細胞の集塊ができて、この細胞集塊の中でメモリーＴｈ２リンパ球がさらに刺激され、生き延び、病原性メモリーＴｈ２リンパ球ができてくる、⑨これにより、病原性メモリーＴｈ２リンパ球は炎症を起こしている気道粘膜に再び集まり、炎症を持続・悪化させる、というものです。

つまり、炎症局所で起こった最初の反応が次の反応を誘導し、それがさらに次々と連続的な反応を起こして、反応が進み、長引く、という考え方です。現在、ヒトの慢性炎症においても病原性メモリーＴｈ２リンパ球が悪いことをしているという証拠が集まりつつあり、これらのリンパ球やそれが作る産物を治療の標的にしようと次のステップの研究が始まっています。

## 4-7 慢性閉塞《へいそく》性肺疾患（COPD）

慢性閉塞性肺疾患（Chronic Obstructive Pulmonary Disease：COPD）は、以前は慢性気管支炎とか肺気腫という名前でよばれていました。タバコの煙などの有害物質に長期にさらされることによって起こります。したがって、一種の生活習慣病です。

平成26年の厚生労働省の調査では、約26万人の患者がおり、その7割が男性です。しかし、種々の調査の結果を考えると、実際の患者数はこれよりはるかに多く、実際は500万人以上の患者がいると考えられています。つまり、自分で気がついていない「隠れCOPD」（既に肺にCOPDとしての病的変化が始まっているが症状がないために気づかれていないCOPD）が非常に多いのだと思われます。

先に亡くなった落語家の桂歌丸さんがこの病気でした。COPD患者の約9割に喫煙歴があり、歌丸さんはヘビースモーカーでした。最近の調査によると、一日20本タバコを吸う人の約2割が将来的にCOPDになるといわれています。これは非常に高い確率です。よく喫煙で肺がんのリスクが上がるといわれますが、肺がんよりはCOPDになるリスクのほうがずっと高く、しかもCOPDは不治の病なのですから、これは大変なことです。日本では相変わらず男性の約3割、女性の約1割が喫煙者ですが、これらの方々にはぜひCOPDの実態を知っていただきたいものです。

ＣＯＰＤの原因は、煙などの有害物質に含まれる微粒子が肺の中に入って慢性的な炎症を起こすことです。炎症が進むにつれて次第に肺胞（気管支のいちばん先についているブドウの房状の袋で、肺胞内の空気と血液の間でガス交換が行われる場所）の壁が破壊され、このためにガス交換ができなくなり、強い息切れや呼吸困難を感じるようになります。マウスを用いたタバコの煙曝露実験では、喫煙により自然免疫系センサーのＴＬＲ４が刺激されてインフラマソームの活性化が起こり、このために炎症性サイトカインＩＬ－１が放出されて強い炎症反応が起こり、肺胞の壁が炎症のために破壊されることがわかっています。

ＣＯＰＤの治療はまず喫煙をやめることです。炎症を抑える薬はある程度の効果を示しますが、喫煙をやめない限り、肺胞の破壊を止めることができません。ＣＯＰＤの病状が進むと気管支が収縮して呼吸が苦しくなるので、気管支拡張薬や痰をとる薬が使われますが、これはあくまで対症療法であって、病状の進行を止められるわけではありません。今のところ、残念なことに、ＣＯＰＤに対する特効薬はありません。

喫煙との関連性を指摘されるＣＯＰＤですが、その一方で大気汚染との関連も指摘されています。春先に中国から偏西風に乗ってくる黄砂やＰＭ２・５（微小粒子状物質で粒子径が２・５ミクロン以下のもの）がＣＯＰＤの増加につながると考えられています。

実際、マウスに砂漠の砂やＰＭ２・５を吸入させると、肺でインフラマソームが活性化されて活性型ＩＬ－１βが作られ、その結果、肺で強い炎症が起こることが報告されています。この点、２０１７年に行われたボストンとシアトルの研究機関による共同調査によると、大気汚染の激しい中国とインドではＣＯＰＤによる死者数が既に毎年１００万人以上というとてつもない数になっているようです（https://sustainablejapan.jp/2017/03/01/india-death-from-air-pollution/25880）。日本でも黄砂やＰＭ２・５は楽観視できない社会問題になりつつあるようです。

それと大事な問題をもうひとつ。じつは、タバコの煙に含まれている微粒子は直径０・４～１ミクロンなので、典型的なＰＭ２・５であるということです。つまり、ＰＭ２・５は春先にだけ飛んでくるのでもなければ、大都市の大気だけにあるのでもないのです。喫煙者は一年中ＰＭ２・５にさらされていることになります。

そして非喫煙者でも受動喫煙によってＰＭ２・５にさらされるのです。これは、日本呼吸器学会が作った「肺の寿命の延ばしかた」というパンフレットに書かれていることですが、ある調査によるとガラスの壁と自動ドアで隔離した喫煙席を持つ喫茶店において禁煙席に漏れてきたＰＭ２・５のレベルは70μg/m³だったそうです。これは環境基準値の2倍、すなわち日本の環境省の基準では「外出を自粛する」レベルに相当するものです。どうも、実際は黄砂よりももっと怖い問題が目の前にあるようですね。

## 4-8　特発性肺線維症（ＩＰＦ）

肺の間質に持続的に炎症が起こるために線維化が起こり、呼吸機能が低下する病気が肺線維症です。肺線維症のうちいちばん多いのが特発性肺線維症（idiopathic pulmonary fibrosis：ＩＰＦ）です。特発性というのは原因不明ということですが、喫煙者に多く、喫煙の他に調理で高温の油を吸うことや種々の粉塵にさらされることなどもＩＰＦ発症の危険因子とされています。50歳以上で発症することが多く、男性に多い傾向があります。ＩＰＦの患者数は国内では1万数千人ですが、ＣＯＰＤと同様に「隠れケース」が多く、おそらく実際の数はこの10倍程度存在するのではないかと考えられています。

ＩＰＦでは、おそらくタバコや高温の油などに含まれる微粒子が長い期間の間に肺胞壁を傷つけ、その修復のためにコラーゲンが肺胞の壁（間質）で作られすぎて（＝過剰な修復）、次第に局所に溜まっていくことが病気の原因になっているようです。これが線維化とよばれる変化です。肺胞を取り巻く間質が厚く硬くなり、このために肺胞でのガス交換がうまくいかなくなり、呼吸困難となるのです。前に述べたＣＯＰＤは肺胞が破壊されて呼吸困難になる病気ですが、ＩＰＦは肺胞損傷のために起こる組織修復が過剰となり、結果的に呼吸困難をもたらす病気です。なぜある人にだけ肺胞壁で過剰な組織修復（＝線維化）が起こるのかはまったくわかっていません。

主な症状は、荷物を持ったり階段を上がったりするときに息苦しさを感じることと、乾いた咳が出ることです。病気の進行は、個人差がありますが、怖いのは急性増悪といって急激に病変が進み、呼吸困難がひどくなる状態です。急性増悪が起こると8割の患者が死亡し、一度改善してもその後平均6ヵ月で亡くなるとされています。全体としては診断確定後の平均生存期間は3〜5年ですから、予後が良くない病気のひとつです。

困ったことに、ＩＰＦもＣＯＰＤと同様に有効な治療法がありません。急性増悪の際に一時的にステロイド製剤が効果を示すことがありますが、一時的な効果のみです。先に亡くなった俳優の津川雅彦氏はこの病気に罹っていたそうです。

## 4-9 関節リウマチ

関節リウマチ（以下、リウマチと略します）は、関節で免疫細胞がからだの成分を攻撃するために炎症が起こり、そのために関節が腫れ、痛む病気です。原因は不明ですが、普段は外敵に対抗するはずの免疫細胞の一部がなぜか関節に集まってきて組織を攻撃するために、炎症が続きます。このために関節周囲の滑膜が腫れて傷つき、骨や軟骨までが破壊されてきます。このようなことが続くと、やがて関節の曲げ伸ばしができなくなり、固まってしまうので、日常生活が大きく制限されることになってしまいます。手足の関節で起こりやすく、左右の関節で同時に症状が出るのがひとつの特徴です。男性よりも女性にずっと多く（男女比1：5）、30～50代で発症する人がいちばん多いようです。日本では100万人近くもの患者がいるといわれています。遺伝性については、一卵性双生児で片方がリウマチを発症したときにもう片方もリウマチを発症する一致率が15～30％とのことから、遺伝要因と環境要因の両方が影響するようです。

この病気の大事なポイントは、決して関節だけで症状が見られるのではないことです。目、肺、血管など、全身的に病変が及ぶことがあるので、整形外科よりは内科、それもできればリウマチの専門医に診てもらうべき病気です。通常は何年もかけて徐々に進行するのですが、骨や軟骨の破壊は発症早期からどんどん進むことが多いので、早くから適切な治療を受けることが必要です。これにより、早い段階で炎症を鎮静化させて骨や関節の破壊を最小限にとどめることができます（リウマチの治療方法はここ10年間で大きく変わりましたが、その新しい治療法については第5章で触れます）。

それともうひとつ大事なことがあります。それはリウマチには特徴的な初期症状があるということです。これを見逃さないことが早期診断に大事です。たとえば、病気の初期には、熱っぽい、からだがだるい、食欲がないなどの症状が出ることがあります。それから、歯ブラシが持ちにくいとか、ボタンがかけにくいとか、簡単な日常動作がやりにくく感じるようになります。手のこわばりとよばれる症状で、朝に起こりやすいのが特徴です。朝起きてから30分以上このような症状が続くようだったら、要注意と思ってください。

それでは、リウマチではどうして関節で炎症が続き、そして関節が破壊されていくのでしょうか？　ここでも白血球が作るサイトカインやケモカインが周囲の細胞に働いて、連鎖性の反応が起こり、それが組織破壊につながっているようです（図4－10）。

まず、炎症を起こしている関節滑膜には、マクロファージ、樹状細胞、マスト細胞、自然リンパ球、ヘルパータイプのTリンパ球であるTh1リンパ球やTh17リンパ球、さらにはBリンパ球、抗体を作っているプラズマ細胞（Bリンパ球が分化してできる細胞）など、多様な白血球が集積してきます。このうち、Th17リンパ球はIL－17というサイトカインを作り、そのIL－17はマクロファージに働いてTNF－αやIL－6などの炎症性サイトカインを作らせるとともに、滑膜の線維芽細胞という間質を構成する細胞に働いて、関節を破壊するような種々の分子（タンパク質分解酵素やサイトカインRANKLなど）を作らせます。

こうしたタンパク質分解酵素は、滑膜や軟骨の基質を壊します。RANKLは、骨を壊す細胞である破骨細胞を活性化するので、骨が吸収されて壊れていくことになります。これも前に述べたことですが、最初の反応が何かはわかりませんが、何かが引き金となって次の反応を起こし、それがさらに次の反応を起こし……というタイプの反応で、ドミノ倒し機構ともいえるでしょ

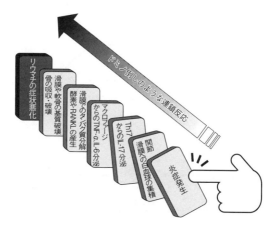

関節で炎症が始まると、次々と連鎖的に反応が拡大し、関節滑膜の炎症がひどくなるとともに、軟骨の基質破壊、骨の吸収・破壊などが起こっていく。しかし、この引き金を引くものが何かは不明である

**図4-10　ドミノ倒しのような連鎖反応でリウマチの症状が悪化する**

う。

最近、大阪大学の熊ノ郷淳氏のグループは、リウマチの関節破壊にはさらに新しいドミノ倒し機構が働いていることを示しています。

彼らは、炎症で活性化された滑膜細胞やマクロファージが産生するタンパク質分解酵素が白血球の細胞膜にあるセマフォリンという分子に働いて膜から放出させ、この放出されたセマフォリンは別の種類の白血球を刺激してTNF－α、IL－6などの炎症性サイトカインを作らせ、これがさらに滑膜細胞、リンパ球や単球・マクロファージに働くために、いっそう炎症性サイトカインが

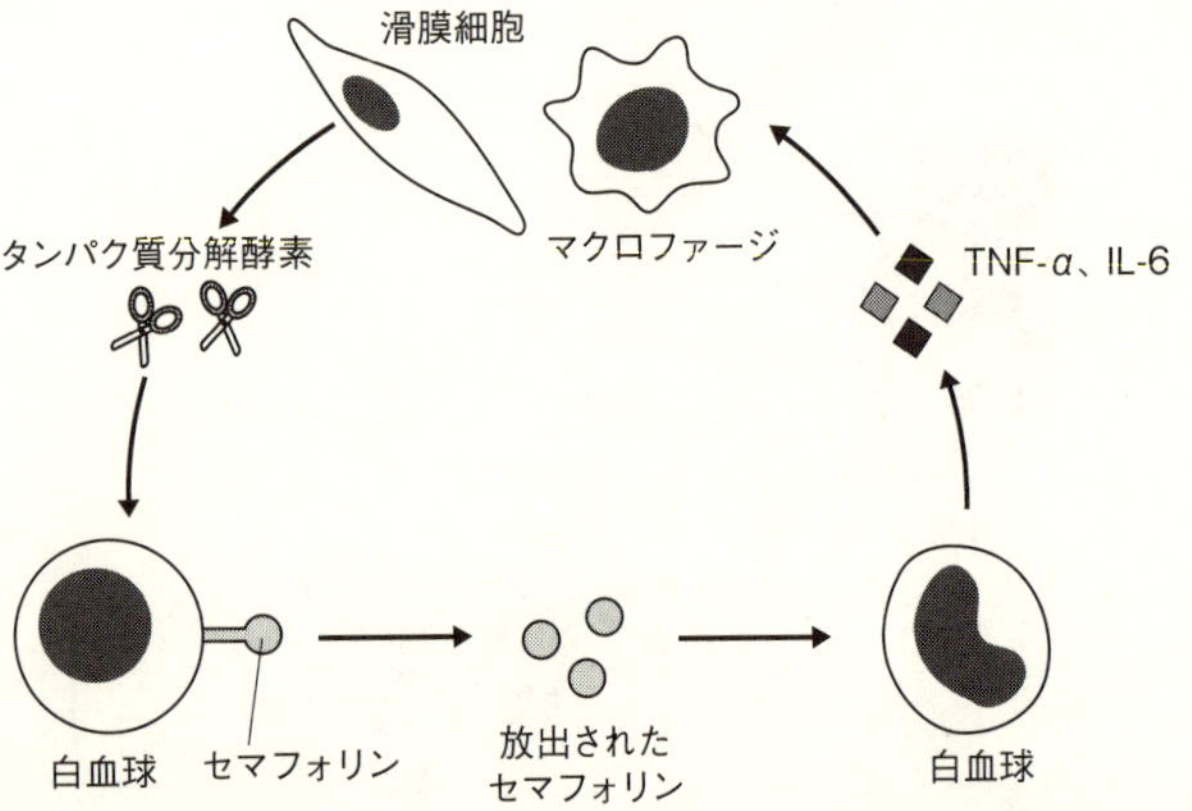


炎症を起こした滑膜細胞からタンパク質分解酵素が分泌され、白血球上のセマフォリンを切断する。切り出されたセマフォリンの一部は血中で別の白血球に働いて、IL-6 や TNF-α などの炎症性サイトカインを作らせる。放出されたサイトカインはマクロファージや滑膜細胞に働いて、さらにタンパク質分解酵素を作らせる。このようにして炎症のサイクルが進んでいく

**図 4-11　リウマチの炎症悪化におけるセマフォリンの役割**

作られるようになり、炎症がひどくなる、というドミノ倒し的機構があることを明らかにしました（図4-11）。

　こうなると、リウマチの治療においては炎症性サイトカインの働きを止めるだけでなく、炎症性サイトカインを作らせる仲介分子のセマフォリンの働きを止めることも大事なことなのかもしれません。この考えに基づいて、セマフォリンの働きを止める薬剤の開発が現在、進んでいます。

## 4-10 老化、認知症、アルツハイマー病

慢性炎症は老化やアルツハイマー病を含む認知症の発症にも関わっているようです。まず炎症と老化の関係です。海外での研究から、加齢とともにＩＬ－６やＴＮＦ－αのような炎症性サイトカインが血液中に増えてくることが明らかになりました。調べてみると、どうもこれは病原体感染とはあまり関係がないようです。でも、そうだとすると、加齢と炎症の間にはどのような関係があるのでしょうか？　その答えのひとつが試験管内の仕事から明らかになってきました。

細胞を長期に培養すると、次第に種々の炎症性サイトカインやその他の炎症に関連した分子が作られるようになり、培養期間とともにその産生量が増えてくるのです。また、老齢者から採取した細胞も、若年者からの細胞に比べると、炎症性サイトカインをたくさん作る傾向があり、細胞の老化と炎症性サイトカインの産生が何か関連しているように見えます。以前は年を取った細胞はじーっとしていて何もしていないかと思われていたのですが、どうもそうではないようです。

一般に細胞は分裂できる回数に制限があり、ある程度分裂を繰り返すと分裂がこれ以上できなくなります。すると細胞の老化が始まり、ＳＡＳＰ（senescence-associated secretory phenotype）という状態を示すようになります。老化に伴って作られる分子群はＳＡＳＰ因子と総称されます。

驚いたことに、ＳＡＳＰ因子の多くは、炎症や発がんなど、生体にとって不利益なことを起こす能力を持っているようです。たとえば、ＳＡＳＰ因子は、ＳＡＳＰ因子産生細胞自身を刺激して細胞老化をいっそう進めるとともに、まわりの細胞に働いて免疫細胞を局所によび寄せ、炎症状態を作り出します。

さらに、周囲に変異を起こした細胞がいると、ＳＡＳＰ因子がその細胞に働いてさらにがんを起こりやすくします。どうもＳＡＳＰ因子の働きを止めることが老化やそれに伴うがん化を止めるために大事であるようです。

では、どうして老化細胞がＳＡＳＰ因子を放出するようになるのでしょうか？　これについて、最近、大阪大学の原英二氏のグループがおもしろいことを報告しています。それによると、老化細胞では細胞質で不要なＤＮＡを除去するために必要なＤＮＡ分解酵素の量が減り、そのためにゲノムＤＮＡの一部が細胞質に溜まり始めるそうです。すると、このＤＮＡ断片が細胞内の自然免疫系センサーのひとつであるcGAS-STINGセンサー（第3章、図3－2）を刺激して自然免疫反応を起こさせ、その結果、ＳＡＳＰ因子の産生が始まるというのです。

つまり、病原体感染などがなくても、自らの細胞老廃物に対する自然免疫反応によってＳＡＳＰ因子が産生されてくるというシナリオですね。ここでも老化と炎症がリンクしている可能性が見えてきました。そんなことから最近、アメリカではinflammation（炎症）とaging（老化）を組み合わせた〝inflammaging〟という言葉ができています。

からだの中に老化を促進したり抑制したりする体内を循環する因子があるらしいということがわかってきたのは、ラットやマウスのパラビオーシス（並体結合）という実験からです。この方法は、二つの個体の側腹部を皮下で手術的に縫合して、両方の個体の体液や細胞を一定期間共有させるというものです（ちょっと動物にはストレスがありそうで、自分ではあまりやりたくない実験ですが……）。

１９５０年代後半、コーネル大学のクライヴ・マッケイ（Clive McCay）氏らは老齢ラットと若齢ラットをパラビオーシスをして、若齢ラットには老齢ラットを若返らせる因子があることを報告しました。２００５年にはスタンフォード大学のトマス・ランド（Thomas Rando）氏のグループがマウスで同じ方法を用いると、老齢マウスの幹細胞が活性化する一方、若齢マウスの幹細胞が不活化するようになることを報告しました。

これらの結果から、老齢個体、若齢個体の体液中にはそれぞれ、老化促進因子と老化抑制（あるいは若返り促進）因子があることが示唆され、これらの因子はいずれも幹細胞の活性化という現象を介して個体の老化を制御する可能性が考えられるようになりました。

次に炎症と認知症との関係です。まず、認知症というのは医学的には「病名」ではありません。脳の機能が低下したために、物事を認識する力、記憶力、判断力などが障害を受けて、日常生活に支障をきたすようになった「状態」のことです。認知症は最近どんどん増加しています。内閣府ホームページによると、日本の認知症患者の数は平成24年（2012年）で既に450万人を超し、2025年には約700万人で65歳以上の5人に一人になるそうです。健康長寿社会の大きな敵です。

認知症は大きく分けて、血管型（あるいは脳血管型ともよばれる）とアルツハイマー型がありま す。前者は、気づかないほど小さな出血や梗塞が脳の血管のところどころで起こることによるもので、日本の認知症の2割ぐらいは血管型といわれています。その原因は主に生活習慣病で、特に糖尿病、高血圧、脂質異常症が大きなリスクファクターです。ということは、血管型は生活習慣の改善でかなり防げる可能性があるということですね。

一方、全体の6割以上を占めるといわれているのがアルツハイマー病による認知症、すなわちアルツハイマー型認知症です。原因不明です。わかっているのは、アルツハイマーの患者ではアミロイドβというタンパク質が脳に蓄積してアミロイド斑あるいは老人斑が増えていることです。すると周囲の神経細胞が死に始め、次第に神経細胞が減って、記憶力や判断力の低下が起こると考えられています。

第3章で、アミロイドβの結晶ができてくるとミクログリア細胞が結晶を取り込み、その結果、NLRP3インフラマソームが活性化されて炎症性サイトカインが作られるようになり、脳で炎症が起きることについて触れました。実際に、アミロイド斑の周囲ではＩＬ－１を細胞内に持つミクログリアが多数観察され、炎症状態が起こっているようです。しかし、前に述べたように、明らかな認知症の症状がないまま亡くなった方でもアミロイド斑が多く見つかった例もあり、アミロイドβの蓄積がすぐにアルツハイマーの発症につながるのかははっきりしないところもあります。

　炎症があるとアルツハイマー型患者の認知機能の低下が進みやすいことが報告されています。たとえば、炎症性サイトカインが血中で増加しているアルツハイマー型患者の認知機能は、炎症のないアルツハイマー型患者に比べてはるかに認知機能の低下の度合いが大きく、逆に炎症性サイトカインが低い患者では観察期間中に認知機能の低下がほとんど見られなかったそうです。このことは、炎症がアルツハイマー型患者におけるひとつの重要な治療標的である可能性も示しています。

　実際、アメリカでは既にアルツハイマー型患者に対して抗炎症剤を用いた臨床治験が始まっています。今までのところ、プロスタグランジン産生を抑えるＣＯＸ－２（シクロオキシゲナーゼ２）阻害剤はアルツハイマーに対する予防効果や治療効果はないようですが、ＴＮＦ－α阻害剤にはある程度の期待がかけられています。しかし、現在使われているＴＮＦ－α阻害剤はヒト型抗体で分子量が大きいために、投与しても※註2脳血液関門の存在のために脳実質には入りにくく、ここが問題となるかもしれません。

## 4-11 うつ病

うつ病はこれまで炎症と関連があるという説とないという説の両方がありました。デンマークの研究者グループはこの問題をはっきりとさせるために、7万人を超える人たちについて炎症性マーカーであるhsCRP（高感度CRP）を測定し、社会的ストレスの強さやうつ病傾向と血中hsCRP値との相関があるかどうか調査しました。

既にhsCRPの値は、喫煙、アルコール摂取、年齢、性、慢性疾患の有無など、さまざまな因子によって影響を受けることがわかっていたので、この研究ではこれらのいわゆる交絡因子の影響を注意深く省いたうえで解析を行い、その結果、社会的ストレスが高くうつ病との診断を受けているグループの人たちは対照群の人たちに比べて有意にhsCRPが高いという結果が出てきたのです（JAMA Psychiatry, 70:176, 2012）。

もちろん、この結果だけからでは、炎症がうつ病を導くのか、うつ病になると炎症になりやすくなるのか、それとも両方なのかについてはわかりませんが、ストレス、うつ病が炎症と関連を持つことがはっきりと確認されたといっていいでしょう。

その後、京都大学の成宮周、古屋敷智之（現・神戸大）両氏の研究グループは実験的にこの問題にアプローチするために、マウスに強い社会的ストレスを反復して与える（具体的には、小さなマウスを大きくて攻撃的な他系統のマウスと同じケージで一日10分間同居させて大きなマウスからの攻撃に耐えさせ、これを10日間繰り返す）ことを行いました。

すると、ストレスを受けたマウスでは、脳内でミクログリア細胞が活性化されてＩＬ－１やＴＮＦ－αなどの炎症性サイトカインが放出されるようになり、神経細胞が影響を受けて、結果的に新しいマウスとの関わりを避けるような社会的忌避行動を含むうつ病様行動をとるようになったのです。

しかし、自然免疫系レセプターであるＴＬＲ２、ＴＬＲ４を遺伝的に欠損するマウスではこのようなミクログリア細胞の活性化もうつ病様行動もどちらもほとんど見られませんでした。さらに、ＩＬ－１やＴＮＦ－αなどの炎症性サイトカインの働きを止める抗体を脳内に投与するとＴＬＲ２、ＴＬＲ４正常発現マウスではうつ病様行動が抑制されました（Neuron, 99:1, 2018）。

これらのことから、うつ病の病態には脳内炎症による神経細胞の機能変化が重要であることが示唆され、炎症を標的とした新しいうつ病の治療が開発される可能性が見えてきました。ただし、まだストレスがどのような分子を介してミクログリア細胞の活性化を誘導するのかは不明です。また、うつ病は、単一の疾患ではなくて複数の亜型を含む症候群でさまざまな原因によって起こるとされていることから、うつ病すなわち脳内炎症とまでは単純化はできないかもしれません。

## 4-12 多発性硬化症

免疫細胞が中枢神経系（脳や脊髄）に入り込み、そこで炎症を起こすために起こる病気です。神経細胞やそのまわりをつつむ髄鞘が傷つき（脱髄とよばれる現象です）、このために手足のマヒや感覚、視覚の障害などが起こります。

症状の程度や進み方には個人差があります。症状が非常に軽い人もいますが、多くの場合、症状が出る「再発」と症状がおさまる「寛解」を繰り返して、10～15年の間に次第に病状が進行していきます。若い成人に多く（平均発症年齢は30歳前後）、女性に多く見られます（男女比は1：2～3）。日本における患者数は1万人を超えます。

欧米の白人は日本人に比べて10～20倍罹患率が高く、イギリスの有名な女性チェロ奏者のジャクリーヌ・デュ・プレがこの病気で亡くなっています。現在のところ、遺伝性疾患とは考えられていないのですが、イギリスでの調査によると、二卵性双生児の双方が多発性硬化症を発症する確率は3～5％であるのに比して一卵性双生児がともに発症する確率は24～30％とずっと高く、発症にはある程度遺伝的要素があります。

診断には髄液検査やＭＲＩ（核磁気共鳴）検査などが用いられます。髄液検査は背中に針を刺して脳脊髄液を採取して調べる検査で、白血球や炎症性サイトカインを含む多様な炎症性タンパク質が増えていることが確認できます。ＭＲＩ検査により、脳のあちこちにプラークとよばれる脱髄性病変が存在することがわかります。

脱髄が起こるのは免疫細胞による攻撃のためです。多発性硬化症患者の脳や脊髄では免疫細胞、特にＴリンパ球が神経のまわりに集まり、自己の神経や髄鞘を異物と認識して攻撃しています。したがって、この病気は自己免疫疾患のひとつであると考えられています。

しかし、病気を起こす自己抗原が何であるかはわかっていません。この病気では、ウイルスや細菌に対する感染をきっかけとして発症あるいは悪化してくることがあることから、病原体と自己抗原の一部が似ていて、免疫系が病原体を攻撃するはずが誤って神経細胞あるいは軸索上の自己抗原を攻撃してしまう可能性が考えられています。あるいは、侵入してきた病原体が放出した毒素が免疫細胞を異常に刺激して炎症反応を起こす可能性も示唆されています。しかし、この病気では必ずしも感染との関連が認められないケースも多く、今のところ、異常なＴリンパ球が増えてくる原因はわかっていません。

病変が起こっているプラークでは、活性化を受けたＴリンパ球から種々の炎症性サイトカインが放出され、中枢神経系のマクロファージ役であるミクログリア細胞や種々の免疫細胞が刺激されます。そして、他の慢性炎症性疾患で明らかにされつつあるような連鎖反応を介して脱髄と神経細胞の傷害が起こることが推測されていますが、その詳細はまったく不明です。

このために、多発性硬化症の治療も対症的で、炎症を抑えるステロイド（副腎皮質ホルモン）が発作の際にしばしば投与されますが、炎症を一時的に止める効果はあるものの、再発を防ぐ作用はあまりありません。一方、サイトカインの一種であるインターフェロンβが再発を防ぐ目的で投与されることがあります。これは、多発性硬化症では感染を契機に再発が起こることがあることから、アメリカの研究機関で抗ウイルス活性を持つインターフェロンβの投与を試みたところ、確かに再発率を低下させることがわかり、現在もこの方法が用いられています。

しかし、インターフェロンβ投与は再発率を30％ほど低下はさせるものの、まったく反応しない人も多く、さらに病状が進んでしまうとその効果は限られるようです。また、本当にウイルス感染制御のために効いているのか、作用機序についてもよくわかっていません。

他にも、リンパ球の中枢神経系への移動を止める薬剤であるフィンゴリモド（商品名はイムセラあるいはジレニア）が最近よく使われるようになり、その効果はインターフェロンβよりかなり高いようです。また、インターフェロンβ治療に反応しない人でも効果を示すことがあるようです。しかし、残念ながら、病気の根本に働いているのではなく、病状のコントロールが目的であり、病気の治癒につながるものではありません。また長期投与における副作用についてはまだ十分なデータがありません。

この病気では中枢神経系にTリンパ球を中心とした慢性炎症が起こり、このために脱髄が起こって手足のマヒや感覚、視覚の障害などが起こるのですが、残念ながら、病気のいちばん大事な根元を止めるような薬剤は出てきていません。今後のさらなる研究が望まれます。

## 4-13 クローン病

この病気は、あとで述べる潰瘍性大腸炎と同様、炎症性腸疾患（Inflammatory Bowel Disease：IBD）のひとつです。国の指定難病のひとつです。食事の西欧化とともに年々増えていて、日本では現在4万人以上の患者がいます。

10～20代の若い人に多く見られ、男女を比べると約2：1の比率で、男性のほうに多く見られます。病変は口から肛門まで消化管すべてに及ぶ可能性がありますが、主に小腸や大腸の粘膜で慢性の炎症や潰瘍が起こります。このために発熱や全身倦怠感、腹痛、下痢、血便や体重減少などが見られます。症状が落ち着いている「寛解」とよばれる状態と、症状が悪化する「再燃」とよばれる状態が交互に起こることが特徴です。

病変ができる場所によって、主に小腸型（病変が主に小腸に限局）、小腸大腸型（病変が小腸、大腸の両方）、大腸型（主に大腸に限局）の三つのタイプに分けられます。いずれの場合もしばしば消化管以外にも病変が見られ、たとえば関節炎や虹彩炎（目の病気）を合併することがあります。腸での炎症がひどくなると、腸の壁に穴があく「穿孔《せんこう》」、あるいは腸壁に穴があいた結果、腸管同士や腸管と他の臓器（たとえば膀胱など）とがつながってしまう「瘻孔《ろうこう》」とよばれる状態などが起こります。ひどい炎症のために腸管の通り道が狭くなってしまう「狭窄《きょうさく》」という状態になることもあります。

このようにとてもやっかいな病気なのですが、困ったことにその原因がよくわかっていません。ただ、最近の研究の結果、病気の原因として、少なくとも遺伝因子、環境因子、免疫異常の三つの要素が関与しているようです。

まず遺伝因子です。海外では10～20％の患者において、NOD遺伝子（自然免疫系センサーのひとつであるNOD2をコードする遺伝子）の塩基配列に微妙な違い（遺伝子多型）が見られるのですが、日本人ではこのような多型性は見られません。しかし、家族内で発症する例が見られることから、発症には何らかの遺伝的要因が関係しているようです。

環境要因としては、高脂肪食、肥満、喫煙などの生活習慣や腸内細菌の関与が挙げられています。

免疫異常としては、腸管粘膜で種々の免疫細胞が炎症性サイトカインを作り、そのために自分の腸管を傷つけてしまう現象が見られます。クローン病の場合、おそらくこれらの遺伝的要因、環境要因、免疫異常などが絡み合って、その複雑な病態を作っているのだと思います。

どうしてこの病気では炎症が慢性化してしまうのでしょうか？　最近、マウスの腸炎モデルを用いて、どうして腸炎が慢性化するのかを調べる研究が進みつつあります。マウスでは実験的にＩＢＤ（炎症性腸疾患）を起こすことができます。Ｔリンパ球を持たない免疫不全マウスに正常なＣＤ４　Ｔリンパ球を投与すると、なぜか投与したリンパ球が攻撃型の細胞に変化して、クローン病に似た強い炎症を大腸に起こすようになるのです。この場合、炎症を起こした大腸には炎症性サイトカインのひとつであるＩＦＮ‐γを作るＴリンパ球がたくさん見られることから、この細胞が善玉から悪玉に変わった攻撃型リンパ球とこれまでは考えられていました。

しかし、アメリカ・アラバマ大学のローリー・ハリントン（Laurie Harrington）氏のグループがこの細胞を集めて免疫不全マウスに投与したところ、驚いたことに腸炎はほとんど起こらず、逆にＩＦＮ‐γを作らないＴリンパ球を投与したときに強い腸炎が起こったのです。このことから彼らはＩＦＮ‐γを作らないＴリンパ球のほうが悪者であると考えてさらに調べたところ、この細胞集団の中には幹細胞※註３に似た自己再生能が高く増殖力が強い細胞がいて、直接的に腸炎を起こす細胞を作るとともに、それ単独では腸炎を起こせないＩＦＮ‐γ産生Ｔリンパ球も作ることがわかりました。

つまり、炎症が続く理由というのは、炎症局所に自己複製能の高い、いわば幹細胞のような細胞ができてしまうためであり、このような細胞がどんどんと悪者の子孫を作り続けるためであるという可能性がわかってきたのです。

これはマウスの実験でわかってきたことですが、もしクローン病の患者でもこのような細胞が実際にあって、それが慢性の腸炎を起こしているのであれば、この細胞が直接の治療標的ということになり、これまでとは違うまったく新しい治療法を考案することが可能になるはずです。

## 4-14 潰瘍性大腸炎

この病気は、クローン病と同じくＩＢＤ（慢性炎症性腸疾患）の一種で、国の指定難病のひとつです。食事の西欧化とともに、年々、患者の数が増えています。大腸の内側を覆う粘膜上皮に炎症が起こるために、大腸粘膜にびらん（ただれ）や潰瘍（組織がえぐられた状態）ができて、下痢や腹痛が起こり、さらには粘血便（粘液と血液が混じった便）がしばしば見られます。このような症状がいったん良くなったり（寛解）、ぶり返したり（再燃）するのが特徴です。発熱、食思不振や体重減少などが見られることもあります。

| | クローン病 | 潰瘍性大腸炎 |
|---|---|---|
| 好発年齢 | 10～20代 | 20代が発症のピーク |
| 男女比 | ～2：1 | ～1：1 |
| 病変部位 | 主に小腸、大腸 | 主に大腸 |
| 主な症状 | 腹痛、下痢、血便、体重減少 | 下痢、腹痛、粘血便 |
| 病変の種類 | 粘膜病変、ひどくなると瘻孔、狭窄 | びらん、潰瘍 |

クローン病も潰瘍性大腸炎もどちらも難治性の腸炎であるが、いくつもの相違点がある

**図4-12　クローン病と潰瘍性大腸炎の比較**

日本では15万人以上の患者がいます。男女比はほぼ1：1で、若い人から高齢者まで広く発症しますが、20代が発症のピークです。関節炎や虹彩炎などが一緒に見られることもあります。潰瘍性大腸炎とクローン病とはともに腸管の炎症を起こす病気であり、混同されることもあるので、図4－12に表の形で両者を比較してみます。

潰瘍性大腸炎は原因不明の病気で、クローン病と同様、発症には遺伝要因、環境要因、免疫異常などが複雑に絡まっているようです。完治は難しいのですが、約9割の人が軽症から中程度の症状ですので、多くの場合、薬で症状を抑えながら付き合っていくという形になります。ただし、潰瘍性大腸炎が長く続くと大腸がんになりやすくなるので、そのための定期的な経過観察・検査が大事です。

治療は、病気の原因が不明なので今のところ根本的な治療法がなく、炎症を抑えることが第一の目的となります。これまでよく使われてきたのがアサコールやペンタサなどが販売名の5-アミノサリチル酸（5-ASA）製剤とステロイド（副腎皮質ホルモン）製剤です。

5-ASA製剤は、炎症を起こしている粘膜の上皮細胞や浸潤している白血球に働いて、活性酸素、ロイコトリエンや炎症性サイトカインの産生を抑える働きがあります。ステロイドは、細胞内に存在するレセプターに結合して核の中に移行し、種々の遺伝子や転写制御因子に結合して、その働きを変化させ、結果として、炎症の進展に必要な種々の分子（プロスタグランジン、ロイコトリエン、炎症性サイトカインなど）の産生を抑える働きがあります。抗炎症効果が強いのですが、長期に使うと顔がむくんで（満月様顔貌）、感染症を起こしやすくなり、他にも糖尿病（ステロイド糖尿病）、消化性潰瘍（ステロイド潰瘍）、骨粗しょう症や血栓症などを起こしやすくなるなど、種々の副作用があります。

多くの例では、5-ASA製剤やステロイドを使うことにより症状が落ち着いた状態（寛解）に持ち込むことができるのですが、再燃を繰り返す場合もあります。最近はその場合には、炎症性サイトカインあるいはその作用経路を阻害する抗体製剤が使われます。詳しくは第5章で述べますが、よく使われているのがTNF-αに対する抗体であるインフリキシマブ（販売名はレミケード）やアダリムマブ（販売名はヒュミラ）です。感染症などの副作用に気をつける必要がありますが、この病気の治療にはかなり有効で、既存の治療法よりも高い確率で寛解導入および維持ができるようです。

※註１　サイトカインには多種類あり、特にＴリンパ球の場合、そのサブセット（亜群：Ｔリンパ球は、次に示すように、いくつかの亜群からなる）によって作るサイトカインが異なります。前の章で説明したように、Ｔリンパ球が刺激を受けるとＴｈ１、Ｔｈ２、Ｔｈ17などのいくつかのサブセットに分化し、それぞれが特徴的なサイトカインを作ります。

たとえば、Ｔｈ１リンパ球はＩＬ－２、ＩＦＮ－γ、Ｔｈ２リンパ球はＩＬ－４、ＩＬ－５、ＩＬ－13などを作ります。一方、自然リンパ球（ＩＬＣ）もサブセットごとに異なるサイトカインを作ります。たとえば、ＩＬＣ１はＴｈ１リンパ球と似てＩＦＮ－γを作り、ＩＬＣ２はＴｈ２細胞と似てＩＬ－４、ＩＬ－５、ＩＬ－13などを作ります。したがって、ＩＦＮ－γは１型サイトカイン、ＩＬ－４、ＩＬ－５、ＩＬ－13は２型サイトカインとよばれます。２型サイトカインがＢリンパ球に働くと、ＩｇＥ抗体を作りやすくなります。

※註２　脳血液関門とは脳に有害な物質が侵入してくるのを防ぎ、神経機能に最適な環境を維持するために大事なからだの恒常性維持機構のひとつです。脳の毛細血管がその他のからだの部分の血

管とは異なり、特殊な構造を持っているために、特定の物質だけしか通さないようになっているのです。しかし、このために多くの薬剤は脳に移行できず、脳を対象とする治療では脳血液関門がかえって障害になることがあります。その例が、最近、種々の疾患の治療にしばしば用いられるヒト型抗体で、分子量が大きいために脳血液関門を越えることができません。ただし脳に炎症があるときにはこの関門が漏れやすくなるらしいのですが、それでも抗体は分子量が大きいために移行の程度が限られています。

※註3　幹細胞というのは、臓器や特定の種類の細胞の「もと」となる細胞のことです。自分と同じ細胞を作り出す能力（自己複製能）と、自分とは異なる別の種類の細胞を作り出す能力（分化能）を同時に持っています。血液幹細胞の場合だと、自分と同じ幹細胞を作るとともに、赤血球、白血球、血小板などのより分化した子孫細胞を作ります。もしかすると、このような幹細胞的な細胞が慢性の炎症を起こしている場所にできあがってしまい、自らを複製するとともに、悪い子孫細胞を作り続けているのかもしれません。そうなると、このような「悪の根源」を除去しない限り、いつまでも炎症の「火」がくすぶり続けることになります。

# 第5章

# 最新免疫研究が教える効果的な治療法

## 5-1 慢性炎症の特効薬はあるのか？

ここまで慢性炎症が万病の根底にあることを述べてきました。慢性炎症はさらに加齢にも関わっています。これは複数の海外の研究グループから報告されていることですが、高齢者では炎症マーカーであるＣＲＰ、ＩＬ－６、ＴＮＦ－αなどの値が高くなる傾向があり、これらのマーカーの値と心血管系疾患のリスクや死亡率が比例する傾向があります。

日本でも、慶応大学の新井康通氏が１５００名以上の人たち（そのうち約７００名が年齢１００歳以上の人、百寿者）に対して行った大規模なコホート研究では、炎症マーカーの値と余命が関連し、炎症マーカーが高い人たちに比べて炎症マーカーが低い人たちは余命が長い傾向があるだけではなく、生活機能や認知機能が高かったとのことです。また、今後長寿の確率が高いと考えられる百寿者の直系子孫の方々では炎症マーカーが低い傾向があったとのことです。

一連の研究から、慢性炎症があると老化が進んで寿命が縮まり、逆に慢性炎症が少ない人は長寿の傾向があることが明らかになってきています。ということは、今後さらに高齢化が進む現代社会においては、慢性炎症を制御することが非常に大事なことになってきます。

すると当然のごとく、慢性炎症の特効薬はあるのか？　という質問が出てきます。しかし、残念なことに答えは否で、どの慢性炎症にも効くようなすごい薬は出てきていません。ただし、個々の疾患レベルではその治療法についてかなり大きな進展が見られるようになってきました。ここでは慢性炎症を主体とする主な疾患について、個別にその新しい治療法と今後の展望について説明しましょう。ただし、個々の慢性炎症性疾患についてその治療法の詳細や薬品名を詳しく書きましたので、具体的な治療法に関心の薄い方にはあまりおもしろくないかもしれません。その場合は、適宜、読み飛ばしてください。

## 5-2　慢性炎症の新しい治療とその方向性

### ①リウマチの新しい治療法

リウマチについては４-９で詳しく述べましたが、簡単にまとめると次のようです。リウマチは正しくは関節リウマチといい、身体中の関節で免疫細胞が関節の成分を攻撃するために炎症が起こり、関節が腫れて痛む病気です。

男性よりも女性にずっと多く（男女比１：５）、日本では１００万人近くもの患者がいるといわれています。通常は何年もかけてゆっくりと進行する病気ですが、関節破壊は発症早期からどんどん進むので、早くから適切な治療を受けることが必要です。

以前のリウマチの治療は、非ステロイド性抗炎症剤（消炎鎮痛薬でＮＳＡＩＤともよばれます）、免疫抑制剤を含むいわゆる抗リウマチ薬やステロイド（副腎皮質ホルモン）などを使うのが主体だったのですが、最近の治療法は、まさに劇的といってもいいぐらい大きく変わりました。それは生物学的製剤、特にモノクローナル抗体製剤（抗体製剤あるいは抗体医薬品ともいう）を作る技術が飛躍的に進み、これらの薬が目覚ましい効果を示すことがわかったためです（モノクローナル抗体や抗体製剤については第3章末にある※註3に詳しく説明しています）。

生物学的製剤とは、バイオテクノロジーを応用して、生物が作る物質（主にタンパク質）を医薬品に変えたもののことで、その代表的なものが抗体製剤です。これらの薬は、特定の分子に結合してその働きを変えたり、止めたりすることから、分子標的治療薬とよばれることがあります。

リウマチで使われる生物学的製剤の多くは、炎症を促進する特定のサイトカインあるいはそのレセプター（サイトカインが細胞に働く際に結合する相手の分子）に選択的に結合して、その役割を止めるものです。以前は抗体あるいは抗体に似た形のタンパク質を試験管内で大量に作ることは簡単ではなく、ミリグラム単位の量（ミリグラムは1グラムの1000分の1）のタンパク質を作るのがやっとだったのですが、新しいバイオテクノロジーを利用して、最近ではドラム缶の何倍もの大きさの容器の中でキログラム単位の大量の抗体タンパク質を作ることができるようになってきました。このために抗体製剤を含む生物学的製剤が種々の炎症性疾患で広く使われるようになってきたのです。

リウマチの治療で現在よく使われているのは、ＴＮＦ－αという炎症性サイトカインに対する抗体製剤のインフリキシマブ（商品名：レミケード）やアダリムマブ（商品名：ヒュミラ）、ＴＮＦ－αの働きを止める生物学的製剤エタネルセプト（商品名：エンブレル）、炎症性サイトカインのＩＬ－６の働きを止める抗体製剤トシリズマブ（商品名：アクテムラ）などです。

なかでも、トシリズマブは、大阪大学の岸本忠三名誉教授グループと中外製薬によって開発された薬剤で、ＩＬ－６とＩＬ－６レセプターの結合を阻害する作用を持っています。月に一回点滴するか2週間に一回皮下に注射します。多くの患者で、関節の腫れ、痛み、関節破壊を抑え、これまでにない優れた治療効果を示すことから、発売後、爆発的に使われるようになり、２０１３年には年間売上高が１０００億円を超えるブロックバスター（画期的な薬効と圧倒的な売り上げを持つ超大型新薬のことで、アメリカでは年商10億ドル以上のものについていう）となりました。一方、ＴＮＦやＩＬ－６を抑えても効果が少ない場合には、Ｔリンパ球上のチェックポイント分子であるＣＴＬＡ－４（３－２の②の〈Ｃ〉）を刺激する生物学的製剤アバタセプト（商品名：オレンシア）が使われることもあります。

これらの生物学的製剤は、これまでの薬よりもずっと強い治療効果を持っていますが、いくつかの問題点があります。ひとつは、これらの薬剤はリウマチを完治させるわけではなく、リウマチの症状を抑え込むことを目的として使われるということです（というのは、リウマチは原因がわかっていないので、まだ「元から治す」ということができないのです）。

二つ目の問題点は、治療効果に個人差があることです。たとえば、アクテムラは約8割のリウマチの患者にとてもよく効きますが、残りの患者ではそれほどの強い効果が見られません。しかし、最近は使える抗体製剤の種類が増えてきたので、ひとつの薬の効きが悪ければ別のものを使ってみるということができます。また既存の抗リウマチ薬と併せて使うこともできます。

三つ目の問題点は免疫抑制作用です。TNF－αやIL－6は炎症反応を促進するサイトカインですが、正常の免疫反応でも大事な役割を果たすので、あまり強くその働きを抑えると、患者のふつうの免疫能力まで低下してしまうのです。したがって、たとえば胸部X線像で古い結核のあとが見える（＝過去に結核菌にさらされたことがある）患者では体内に残っている結核菌が復活してくる可能性があることから、抗結核薬を抗体製剤と一緒に使います。また、細菌やウイルスによる肺炎も起こしやすくなるので、特に治療中に咳や熱が出る場合には、お医者さんによく検査をしてもらうことが必要です。

四つ目の問題点は、がんに対する免疫反応が低下する可能性があることです。これはとても困ることなので、現在、日本リウマチ学会が慎重に調査を続けていますが、幸い、これまでのデータでは、ふつうのがんの発生率はほとんど上がらないようです。しかし、悪性リンパ腫とよばれるリンパ組織のがんについては明らかに発生率が上がるようです。しかしリウマチの患者にはもともと、悪性リンパ腫の発生率が高い傾向があり、生物学的製剤がリウマチの発症リスクを高めているのではないのかもしれません。

五つ目の問題点は、薬に対するアレルギー反応です。抗体製剤を含む生物学的製剤はいずれもタンパク質なので、患者によってはアレルギー反応を示す（ひどいときには重篤なショックを起こす）ことがあり、専門医のもとで注意深く使うことが必要です。

最後に問題点をもうひとつ。それは高い薬価です。生物学的製剤はいずれも最新のバイオテクノロジーを駆使して作ることから、非常に価格が高く、上述のアクテムラなどの抗体製剤を使うと、毎月数万円の治療費がかかります。これに対して、最近、生物学的製剤のいわばジェネリック薬品（先発医薬品の特許が切れたあとに発売される後発品）に相当するものが出てきました。一般にバイオシミラーとよばれています。価格が先発品より安く設定されているのが利点ですが、リウマチの場合、今のところ初期に出たインフリキシマブとエタネルセプトのみがバイオシミラー化されている状態で（それぞれ商品名はインフリキシマブBSとエタネルセプトBS）、アダリムマブの後発品が近々出そうではあるものの、その他についてはまだだいぶ時間がかかるようです。

### ②喘息の新しい治療法

喘息の患者は日本だけで約１０００万人もいます（平成26年の厚労省調査結果）。患者の多くは、既存の薬を使うことで症状がかなり軽くなり、発作をコントロールすることができます。その中でよく使われるのが吸入ステロイド薬です。噴霧の形で吸入します。最近はステロイド製剤と長時間作用型β2刺激薬（狭くなった気道を広げる作用がある）が合わさった薬（合剤）も使われるようになり、さらに治療成績が上がっています。

しかしこのような薬がありながら、日本ではまだ毎年2000人近く喘息で亡くなる患者がいます。その多くは65歳以上のいわゆる難治性喘息を持つ患者で、ステロイド製剤があまり効果を示さないのです。このような経過の中で、最近開発されてきたのが、喘息で「悪者」の役目をすると思われるIgEやIL－5（インターロイキン5）とよばれる特定のタンパク質に対する抗体製剤です。これらの抗体製剤は、IgEやIL－5の役目を選択的に阻害します。

まずIgEに対する抗体である抗IgE抗体から説明しましょう。IgEというのは、花粉、ハウスダストや食物成分などに対してわれわれのからだが作る免疫グロブリン（抗体）の一種です。これらの物質にアレルギーを持つ人たちの多くでは、そのアレルギー成分（アレルゲン）に特異的に反応するIgE抗体の量が血液中で増えています。たとえば、花粉アレルギーの患者では、花粉に対するIgE抗体、すなわち「抗・花粉IgE抗体」が血中に増えた状態になっているのです。すると、この抗体は、私たちの組織にいるマスト細胞という白血球の一種に結合します（図5－1）。これが「感作状態」とよばれるものであり、花粉に対するアレルギーがいつで

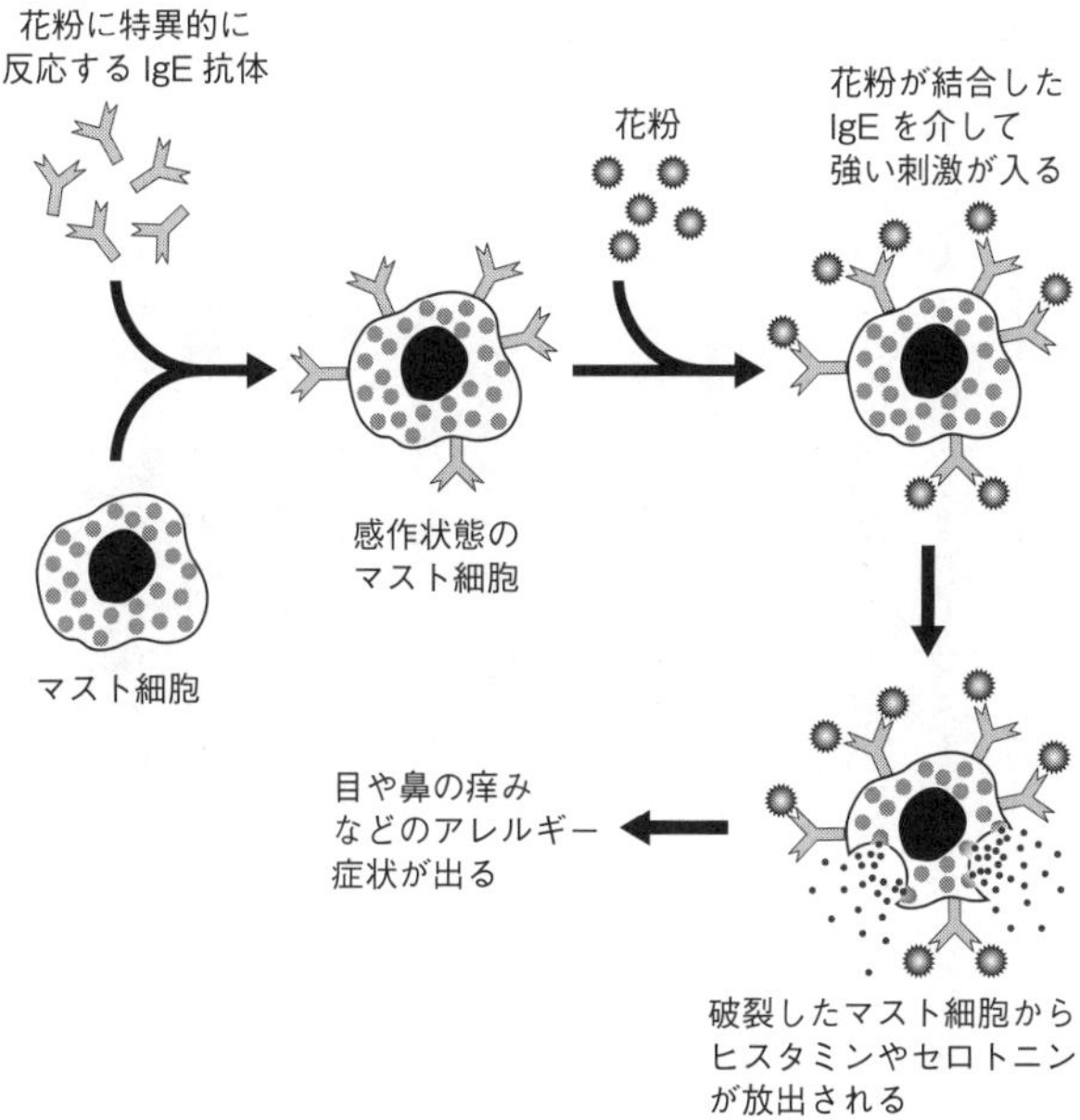


アレルゲン（たとえば花粉）に反応するIgE抗体が体内でできると、マスト細胞の表面に結合するようになる。これをマスト細胞が「感作状態になった」という。このマスト細胞表面のIgEにアレルゲンが結合すると、マスト細胞内に強い刺激が入り、マスト細胞からヒスタミンやセロトニンが細胞外に放出され、これらの物質が周囲の細胞を刺激して、目の痛み、痒み、くしゃみなどのアレルギー症状が見られるようになる

**図5-1　IgE抗体とマスト細胞の関係**

も発症しうる準備状態です。

感作状態で、気道から大量の花粉が侵入してくると、花粉の一部が分解されて体内に吸収され、マスト細胞表面のＩｇＥ抗体と結合するようになります。すると、マスト細胞に強い刺激が入り、細胞が破裂して、細胞の中身が外に放出されます。もともと、マスト細胞の中には多くの顆粒（つぶつぶ）が存在し、ヒスタミン、セロトニンなどの痛みや痒みを起こすタンパク質がその顆粒の中に詰め込まれています。マスト細胞が破裂すると、これらの顆粒の中身が細胞外に放出され、これが目や鼻で起こると、目や鼻が痒くなり、涙やくしゃみが出るのです。

このＩｇＥは喘息患者でもしばしば増えていて、気道粘膜のマスト細胞は「感作状態」になっています（喘息にはＩｇＥが増えるアトピー型と、そうでない非アトピー型があることについては４－６で説明しました）。この状態で気道感染が起こったり、ストレス刺激が入ってきたりすると、気道粘膜のマスト細胞から細胞の中身（顆粒）が放出されます。すると気道の平滑筋が収縮して喘息が悪化します。

このようなことから、マスト細胞が感作状態になるのを防ぐ薬剤の開発が急がれています。その一環として、最近、ＩｇＥがマスト細胞に結合するのを防ぐ薬が開発され、喘息の治療に使われて始めています。それが抗ＩｇＥ抗体であるオマリズマブ（商品名：ゾレア）です。

でも、ここで質問が出そうですね。抗ＩｇＥ抗体、すなわちＩｇＥという抗体に対する抗体とはどういう意味でしょう？　ちょっと複雑なので、ここで少し説明すると、オマリズマブとはIgE抗体を抗原として人工的に試験管内で作った抗体製剤です。つまり、IgE抗体に特異的に結合する抗体なのです。オマリズマブはIgE抗体がマスト細胞に結合するのを阻害できるので、マスト細胞が「感作状態」になるのを止めることができます。

これまでの国内外のデータでは、オマリズマブを皮下に投与すると、半分ぐらいの患者で喘息の発作回数が減り、併用する吸入ステロイド製剤やβ2刺激薬の量や回数を減らすことができるようになっています。この効果は、特に血中のIgE値が高いアトピー型喘息の患者において明らかです。一方、大きな副作用はまれでした（まれにアナフィラキシーとよばれる全身性のショックが起こった例が報告されていますが、これはどの抗体製剤でも起こりうることであり、このことから一般に、抗体製剤は経験豊富な医師により投与を受ける必要があります）。そんなことから、オマリズマブはこれまでの治療を助ける補助薬として有望視されています。

次に、IL－5に対する抗体製剤です。IL－5は、われわれの白血球（特に、活性化されたTリンパ球の一種のTh2リンパ球やILC2とよばれる自然リンパ球）が作るサイトカインで、好酸球という白血球の一種を増殖させて組織によび寄せる働きを持っています。このIL－5がたとえば気道粘膜で作られると、そこに好酸球が集まってきます。好酸球は上で述べたマスト細胞と似ていて、細胞内に顆粒を持ち、過剰な刺激を受けると破裂して、顆粒の中身が細胞外に出て、組織を傷つけ、気道過敏性（気道が刺激により収縮しやすくなる性質）が引き起こされます（4－6）。

実際、喘息の患者の場合、その3割から5割程度で、気道粘膜にたくさんの好酸球が見られます。これは、炎症を起こした気道粘膜に入り込んできたTh2リンパ球がIL－5をたくさん放出し、このために好酸球が気道粘膜によび寄せられ、そこで増殖するからです。喘息の発作の際には、これらの好酸球から気道を収縮させる物質が放出されます。つまり、好酸球は一部の喘息の患者では明らかに「悪者」としての役割をします。

ということは、IL－5の働きを止めることで好酸球が気道に集まらないようにすれば喘息の症状を軽減できるかもしれません。このような考えのもとにIL－5に対する抗体製剤が作られ、実際に喘息の治療で使われるようになってきました。メポリズマブという名前の薬です（商品名：ヌーカラ）。

メポリズマブはIL－5に結合して、IL－5が好酸球に働くのを阻害します。このために好酸球が気道に集まりにくくなり、炎症がおさまりやすくなります。最近のアメリカのデータによると、この薬を毎月1回皮下に投与するだけで、同時に使うステロイド製剤の量を減らすことができ、時には中止できた例も報告されています。

ステロイド製剤は優れた抗炎症剤ですが、副作用も強いのが問題です。しかし、このような抗体製剤と併用すると、あまり強い副作用なしに良い治療効果が期待できるようになるかもしれません。また、喘息ではステロイド製剤が効きにくいいわゆるステロイド抵抗性の患者がいることを前に述べましたが、このような薬の出現は彼らにとっても非常に大きな朗報となる可能性があります。

さらに最近、やはりＩＬ－５の働きを止めるのですが、結合相手がＩＬ－５ではなくてＩＬ－５が働く相手、すなわちＩＬ－５レセプター（細胞表面にあるタンパク質で、ＩＬ－５が結合する分子）に結合する抗体製剤ができてきました。ベンラリズマブという名前の薬です（商品名：ファセンラ）。ベンラリズマブは、気道での悪者細胞である好酸球の上にたくさん存在するＩＬ－５レセプターに結合して、ＩＬ－５の役目を止めるだけでなく、好酸球を殺すことができるため、喘息での効果が期待されています。事実、アメリカのデータでは、この薬を月１回、皮下に投与することにより、約半数の患者でステロイド薬を使わなくてもよくなったことが報告されています。ただし、先に述べたように、喘息の患者のうち、気道で好酸球が増えている人は３～５割程度で、特にこのようなグループにメポリズマブやベンラリズマブの効果が期待できます。

### ③アトピー性皮膚炎の新しい治療法

アトピー性皮膚炎で困ったことは、いわゆる特効薬がないことです。まず、炎症を抑える薬であるステロイドです。副腎皮質ホルモンともいいます。ステロイドが入った軟膏やクリームを皮膚に塗ると、一時的には皮膚の炎症がおさまってくるのですが、いいかと思って塗るのを完全に止めると皮膚炎がひどくなってぶり返し、前よりひどくなってしまうことがあります。いわゆるリバウンドです。

また、ステロイド製剤はつけすぎたり、長く使いすぎたりすると、皮膚が薄くなってきたり、赤みを帯びてきたり、さらには皮膚に細菌、真菌、ウイルスなどが入りやすくなって局所的に感染症が起こりやすくなるなど、さまざまな副作用があります。

ステロイド製剤とはまったく異なるメカニズムで炎症を抑える薬としてタクロリムスという免疫抑制剤があります（商品名：プロトピック軟膏、タクロリムス軟膏）。ステロイドとの併用や、またそれ単独でもかなりの炎症抑制効果を示します。ただ、血中に移行すると、身体中の他の細胞や腎臓に働いて強い副作用が出る可能性があるので、皮膚が傷ついているところ（びらんや潰瘍があるところ）には使えません（その部位から薬が全身に吸収されるため）。また、かなり治療効果は高いものの、ステロイドと併用しても完全に炎症を消失させるところまではなかなかいきません。

アトピー性皮膚炎の患者の皮膚にはＴｈ２リンパ球や自然リンパ球（ＩＬＣ２）が多く、これらの細胞はＩＬ－４というサイトカインを作ることにより炎症を促進していることが知られています。そこで京都大学皮膚科・椛島健治氏のグループはデュピルマブ（商品名：デュピクセント）というＩＬ－４に対する抗体製剤を投与したところ、30例近い症例でかなり強い炎症改善効果が見られているそうです。

次に痒みです。アトピー性皮膚炎では、あまりに痒いので掻きくずして皮膚を傷つけ、そこからまたアレルゲンが皮膚に浸入し、皮膚炎が悪化してしまうということがしばしば起こります。抗ヒスタミン剤のようなふつうの痒み止めは、効く場合とあまり効果がない場合があります。これは東北大・山本雅之氏らのグループの仕事ですが、皮膚で炎症がだらだらと続くと、傷ついた上皮細胞（皮膚のいちばん外側の細胞）からアルテミンという神経栄養分子が作られ、普段は真皮層だけに分布している神経線維（ニューロン）がアルテミンの働きを受けて上皮層にまで伸長してきてしまいます。こうなると、その部位には強い痒みが出るようになり、抗ヒスタミン剤では痒みを止めにくくなってしまいます。そこで、現在、アルテミンの働きを止める薬の開発が進んでいます。最近、このような痒みを止めるまったく新しい薬が他にも少しずつできてきました。傷ついた上皮細胞からはインターロイキン31（ＩＬ－31）とよばれるサイトカインが作られ、ＩＬ－31は皮膚の痒みを感じる神経を直接に刺激してとても強い痒みを起こすことがわかってきました。そこで、京大の椛島氏のグループはＩＬ－31受容体の働きを止める薬であるネモリズマブ（ＩＬ－31が神経細胞などの細胞に結合するのを阻害する抗体）をアトピー性皮膚炎患者に注射してみました。すると、抗体投与を受けた患者では、明らかに痒みが抑えられ、痒みのために寝付けなかったり夜中に起きてしまったりするようなことが大きく減ったとのことです。副作用はほとんど見られませんでした。

ただ、これは300人足らずの患者に対して行われた治験で、今後さらに症例数を増やす必要があります。しかし、現段階のデータでは、この薬は皮膚の掻きくずしの原因となる強い痒みを抑え、痒みによる不眠まで軽減するようなので、アトピー性皮膚炎や乾癬《かんせん》などの患者で特に強い痒みを訴える人にとっては大きな朗報である可能性があります。

### ④乾癬の新しい治療法

乾癬は典型的な慢性炎症による病気です。皮膚でだらだらと炎症が続き、炎症細胞（活性化された白血球）が種々の物質を作るために、上皮細胞が異常に増え、毛細血管が拡張するようになります。その結果、皮膚は赤味を帯び、盛り上がり、ふけのようなものが皮膚から剝がれ落ちるようになります。国内では約1000人に2~3人が乾癬に悩まされていて、生活習慣の変化とともにこの数はさらに増えつつあるようです。

患者の男女比はおおよそ2：1で、男性のほうが女性よりなりやすい傾向があります。少し古いですが、1974年に出たアメリカの報告によると、一卵性双生児のほうが二卵性双生児より乾癬の発症一致率（両方の兄弟あるいは姉妹がともに乾癬を発症する率）がずっと高いことから、遺伝的要素がその発症に関わっていることがわかります。また、ストレスや不規則な食生活も発症の原因となります。

乾癬の原因はこれまで不明とされてきましたが、最近、Ｔｈ17リンパ球とよばれる白血球の一種が炎症を起こしている皮膚にたくさん入り込み、悪いことをしていることがわかってきました。Ｔｈ17リンパ球は、乾癬の病巣部ではＩＬ－17とよばれるサイトカインをたくさん作り、一方、ＩＬ－17は表皮の角化細胞に働いて好中球やＴｈ17リンパ球を炎症局所によび寄せるケモカイン（白血球誘引物質）を作らせます。その結果、炎症を起こした皮膚にさらに炎症細胞がよび寄せられ、炎症が持続し、悪化する、というドミノ倒し的機構が働いていることがわかってきたのです。

そこで、最近、乾癬の治療薬として注目されているのが、ＩＬ－17あるいはＩＬ－17が結合する細胞上の分子であるＩＬ－17レセプターに対する抗体製剤です。前者にはセクキヌマブ（商品名：コセンティクス）とイキセキズマブ（商品名：トルツ）、後者にはブロダルマブ（商品名：ルミセフ）という名前がつけられていて、日本でも使われています。

これらの抗体製剤はいずれも炎症を起こした皮膚でＴｈ17リンパ球を減らす作用を持ち、中等度から重度の乾癬症状を示す患者では既存のものよりも高い治療効果を示すようです。ただし、ＩＬ－17は好中球を増やす作用があるので、抗体投与によってＩＬ－17の働きが抑えられて好中球がかなり減るという副作用が出ることがあり、そのためにカンジダ症にかかりやすくなったという例が報告されています。これに加えて、最近、Th17リンパ球の増殖・分化に働くIL－23の機能を止める抗体製剤も乾癬の治療に使われています。ウステキヌマブ（商品名：ステラーラ）やグセルクマブ（商品名：トレムフィア）とよばれる薬で、かなりの効果があるようです。

このように、難治性皮膚炎を起こすやっかいな病気、乾癬に対しても次第に有効な薬が作られています。その作用は皮膚で起きている慢性炎症を止めるというのが主なもののようです。

**⑤肺線維症の新しい治療法**

肺線維症は、肺の酸素の通り道である肺胞やそのまわりにある間質とよばれる部分が長年にわたり傷つき、修復と損傷を繰り返すうちに、間質中に線維成分が増え（線維化）、肺胞が次第に線維で圧し潰されて膨らみにくくなる病気です。肺胞での酸素の取り込みが悪くなってくるために、患者は歩行、排便や入浴時などの軽い動作でも酸素が不足して、息苦しく感じるようになります（労作時呼吸困難）。痰が出ないいわゆる空咳《からせき》が出るのもひとつの特徴です。

4－8で述べたように、肺線維症の中でいちばん多いのが特発性肺線維症（IPF）です。50代から加齢とともに発症率が上がり、日本には1万人を超える数の患者がいます。ただ、あまり自覚症状がない場合もあり、実際の患者あるいはその予備軍はこの10倍を超える可能性があります。喫煙はIPFの発症率を上げる大きな危険因子で、患者の多くは喫煙者です。

ＩＰＦに対しては、線維化を止める目的でさまざまな治療が行われていますが、ステロイド製剤や免疫抑制剤はあまり効果がありません。最近日本で開発されたピルフェニドン（商品名：ピレスパ）という薬は、ある程度線維化を抑制する効果を持つようですが、急性増悪の際にはあまり効果がなく、病気を治癒させる効果もありません。現在、別の作用機序を持つニンテダニブ（商品名：オフェブ）という薬に一定程度の効果が認められているようですが、その効果についてはさらなるデータが必要とされているようです。

そんなことから、現在でも多くの製薬会社でＩＰＦに対する新たな治療薬の探索が続けられています。その中で、ひとつのおもしろい可能性がわれわれの AMED-CREST 研究からわかってきました。徳島大学の安友康二、西岡安彦・両氏の研究により、ＩＰＦが起こりやすい家系が見つかり、その遺伝子解析の結果から、特定の遺伝子異常によってＩＰＦが起こる可能性が示唆されているのです。マウスでこの遺伝子異常を起こさせると肺線維症に似た状態になることから、もしかすると、これはＩＰＦの原因遺伝子のひとつなのかもしれません。そうだとすると、近い将来、ＩＰＦにおいても遺伝子治療という方法が用いられるようになる可能性がありそうです。

**⑥肝硬変とその治療法**

４－４で述べたように肝臓で炎症が慢性化すると高い確率で線維化が起こり、肝硬変へと移行します。しかし、今のところ線維化自体を食い止める効果的な市販の薬剤はありません。したがって、現時点でできる最良の方法は、慢性肝炎になることを防ぐことです。

幸い、B型肝炎には良いワクチンができました。C型肝炎にはワクチンはまだですが、直接ウイルスに働いてかなり効果的にウイルスを追い出す数種類の経口薬が出てきました。なかでも、アメリカのバイオ医薬品企業アッヴィ社が出しているマヴィレットという薬はこれまでの治療で耐性を示していたC型ウイルスに対しても高い効果があるようです。肝炎が止まれば、線維化が起こらなくなるのですから、ウイルス性肝炎に続発する肝硬変も止めることができるはずです。

ところが、現在、困っているのが非アルコール性脂肪性肝炎（NASH）に対する治療です。しばしば血中脂質や血糖値が高めのメタボの人に発症が多く、慢性の炎症とともに肝細胞がどんどん破壊されて肝臓が脂肪で置き換えられ、線維化が進んでいくことはわかっているのですが、それ以外のことがほとんどわかっていません。

日本ではおそらく100万～200万人の患者がいると推定されているのですが、病気自体が原因不明であるために、今のところ、まったく治療薬がありません。近い将来、肝細胞破壊のメカニズムがわかってくるかもしれません。そうなれば新たな治療法が開発されることになるでしょうが、現在できるのは、生活習慣を正してメタボにならないようにすることだけです。オーバーウェイトの方、血中の脂質や血糖値が高い方、今のうちに生活習慣を正して、肝臓に余計な負担をかけないようにしてください。ＮＡＳＨになってしまうと、現時点では治療薬はないのですから。

**⑦クローン病とその治療法**

４－13で述べたように、この病気では、主に小腸や大腸の粘膜に慢性の炎症や潰瘍が起こり、このために発熱や全身倦怠感、腹痛、下痢、血便や体重減少などが見られます。日本では現在４万人以上の患者がいます。10～20代の若い人に多く見られ、約２：１の比率で男性のほうに多く見られます。

クローン病の治療は薬物療法が主体で、これまでは潰瘍性大腸炎と同様に、炎症を抑えるために５－ＡＳＡ（５－アミノサリチル酸）製剤とステロイド（副腎皮質ホルモン）などが用いられてきました。また、免疫抑制剤のアザチオプリン（商品名：アザニン、イムラン）やタクロリムス（商品名：プログラフ）なども使われています。

しかし、これらの薬剤で症状が落ち着かないときには、最近は抗体製剤が用いられるようになってきました。たとえば、ＴＮＦ－αに対する抗体であるインフリキシマブ（商品名：レミケード）やアダリムマブ（商品名：ヒュミラ）です。いずれも保険適用です。これらを使うことによって７～８割の症例で効果が認められることから、最近はこれらの抗体を「最後の砦」として使うよりは、病気の早い段階から使うことが増えてきているようです。

これらの抗体があまり効果を示さない場合には、最近、ウステキヌマブ（商品名：ステラーラ）というIL－12とIL－23という二つのサイトカインの作用を抑える抗体製剤の使用が認可されています。IL－12、IL－23はそれぞれTh1リンパ球、Th17リンパ球の働きを強めるサイトカインであることから、クローン病患者粘膜で炎症を起こしているリンパ球の働きを何とか食い止めようというものです。

**⑧潰瘍性大腸炎とその治療法**

4－14で述べたように、この病気では、主に大腸粘膜で強い炎症が起こるために、下痢、腹痛、粘血便などが見られます。日本では15万人以上の患者がいます。若い人から高齢者まで男性にも女性にも発症しますが、20代が発症のピークです。

この病気においてもクローン病の場合と同様に、5－ASA製剤、ステロイド、免疫抑制剤などが用いられてきましたが、最近は抗体製剤を使うケースが増えています。よく使われるのがTNF－αに対する抗体であるインフリキシマブ（商品名：レミケード）やアダリムマブ（商品名：ヒュミラ）などで、どちらの薬もこれまでの既存の薬剤よりも高い確率で寛解導入と維持ができることが報告されています。ただし、治療効果が高いということは免疫を抑制する力も強いということとなので、感染症にかかりやすくなります。また、現在、活動性の感染（たとえばウイルス性肝炎や結核など）を持っている人には使うことができません。また投与する抗体はタンパク質なので、まれにショックのような強いアレルギー症状を示す人もいます。

**⑨がんに対する免疫チェックポイント療法と免疫療法**

がんは炎症性疾患ではありませんが、慢性炎症の存在によって発症のリスクが明らかに上がる疾患のひとつです。最近、免疫反応を利用したいくつか新しい治療法が出てきているので、ここで少し紹介しましょう。

がんの治療でもっとも大事なことは、早期発見です。これはどのがんでも変わりません。どのような治療法であれ、早期発見に勝るものはありません。そして、転移がなく外科的に切除できる場合には、原発巣を完全に切除することが大事です。

既に転移があった場合あるいは転移が疑われる場合には、化学療法（いわゆる抗がん剤投与）を行ってから切除できる腫瘍は切除します。あるいは、がんの種類によっては、化学療法の代わりに免疫チェックポイント療法やがん抗原に対する免疫療法が行われることもあります。また、最近はＣＡＲ－Ｔ療法というまったく新しい試みも行われています。

まず、免疫チェックポイント療法（以下、チェックポイント療法と略）です。３－２の②の（Ｃ）で述べたように、現在ではチェックポイント療法として、ＣＴＬＡ－４やＰＤ－１などのチェックポイント分子に対する抗体製剤の投与が行われています。チェックポイント分子の機能を止めることにより、がん細胞に対する免疫反応にかかっているブレーキを外そうという目的です（以下に述べるようにこれまでにない優れた成果が実際に得られていて、２０１８年10月、ノーベル生理学・医学賞がジェームズ・アリソン氏と本庶佑氏に与えられました）。

よく使われているのはイピリムマブ（抗ＣＴＬＡ－４抗体：商品名ヤーボイ）、ニボルマブ（抗ＰＤ－1抗体：商品名オプジーボ）やペムブロリズマブ（抗ＰＤ－Ｌ1抗体：商品名キイトルーダ）などです。医薬品の名称は総じて複雑ですが、すべての抗体製剤は、……マブと名前のうしろに「マブ」とついています。これはモノクローナル抗体（Monoclonal antibody）の略称の「ｍＡｂ」を表すもので、これがＷＨＯ（世界保健機関）によって定められた国際一般名です。

これに加えて新薬を開発した製薬会社は、自らが製造した抗体製剤に自分なりの商品名をつけています。たとえば、ニボルマブ（抗体名）にはオプジーボという商品名がつけられています。そして日本の病院では、ほとんどの場合、医師は患者に商品名のほうを伝えるので、一般に聞くのは商品名のほうが多いのです。実際、新聞やテレビでも抗体製剤の話が出てくるときには商品名のほうが使われています。

これらのチェックポイント阻害抗体は、効くときには非常に良い効果がみられます。実際にがんが著しく縮小した例が数多く報告され、中にはがんが消失した例もあります。しかし、投与例全体でみると、そのような良い治療効果がみられるのは全体の2～3割程度で、残りの7～8割ぐらいのケースでは効果がきわめて少ないか、まったく効果がみられません。

そして残念なことは、どのような条件が揃えばチェックポイント療法が効くのか、あるいはどのような条件だったら効果がないのか、あらかじめ判断できるような検査方法や診断マーカーがほとんどないのです。ただし、いくつかのことについては想定できることがあります。たとえば、前に少し述べましたが、がん細胞の遺伝子変異によりMHC分子が消えていると、Tリンパ球は反応できないことになります（Tリンパ球はがん細胞上のMHC分子に存在する抗原を認識するので、MHCがないと抗原提示が起こりません）。この場合にはチェックポイント療法は効きません。

また、がん細胞やその周辺に集まっている白血球が免疫抑制分子を作り、そのために免疫反応がうまく動かないことがあります（4-1参照）。この場合にもチェックポイント療法はあまり効かないことになります。

この他に、最近の報告ですが、チェックポイント療法が効果を示すためには腸管に存在する常在細菌叢が大事だという報告がいくつかありますが（第3章末の※註2を参照）、すべてのがんでこのようなことがあてはまるのかはわかっていません。

最後にもうひとつ。チェックポイント療法の大きな問題は、用いられる抗体製剤の薬価が非常に高く、抗体によっては毎月数百万円の費用がかかることです。このことからも、使用前に治療効果を予測できることが望ましいのですが、先に触れたように、現在では残念なことにそのための確実な手立てがありません。

次に、チェックポイント阻害抗体と並んで有望視されている、がん抗原に対する免疫療法について説明します。いわゆるがんワクチンを用いる方法です。

一般に、がん細胞にだけ存在して正常細胞には存在しない抗原のことをがん抗原あるいはネオ抗原といいます。ネオ抗原とは新しい（＝ネオ）抗原という意味で、正常細胞ががん細胞に変化する際に新たに作られるようになった抗原です。おそらくがん細胞の上には何種類ものネオ抗原が存在すると思われますが、その中で宿主の免疫系によって強く認識されるようなものはあまり多くないと考えられています。

一方、もしこのような強く認識されるネオ抗原ががん細胞の表面にたくさん存在すれば、免疫系がこれを認識してがん細胞を拒絶することになります。しかし、がん細胞上の大部分のネオ抗原は弱いものなので、一部のものは免疫系の目をすり抜けることとなり、また一度がんができると、がんに対する免疫がなかなか起こりにくいということになります。

われわれの免疫系は、日々できてくるがん細胞をもぐら叩きのように叩き潰してがんが大きくなるのを未然に防いでいる、と考えられています。この場合、がん細胞の表面に強いネオ抗原があれば、当然、もぐら叩きを受けやすくなり、結果として免疫系により排除されることになります。

しかし、弱いネオ抗原しか持たないがん細胞の場合には、免疫による攻撃の手をくぐり抜けやすく、その結果できてきたがんに対しては有効な免疫が起こりにくく、排除されにくいことになります。実際にできてくるがんは、免疫反応をかいくぐってきたものなので、弱いネオ抗原を持つものが選別されてきている可能性があり、これが、がんに対して免疫が効きにくい理由のひとつである可能性があります。また、前述したように、がん細胞が免疫系に積極的にブレーキをかけている場合もあります。

それから、がん細胞が変異を起こしてＭＨＣ分子を失うことがあります。そうなると強いネオ抗原が出ていてもＭＨＣ分子の上に提示されないので、Ｔリンパ球はがん細胞を異物と認識できず、この場合にもがん免疫は成立しないことになります。したがって、ここで扱うがん免疫療法は、がん細胞が正常細胞と同様にＭＨＣ分子を発現していること、およびネオ抗原を発現していることを前提としたものです。

最近、盛んに行われているのは、がん細胞の遺伝子配列を調べて変異部分を探し、この情報から変異遺伝子により作られうる多数のネオ抗原（＝がんとしての目印）についてそのアミノ酸配列（ネオ抗原ペプチド）を推測し、この中からＭＨＣ分子に強く結合するものを一定のアルゴリズムを用いてコンピューター上で見つけ、その中からTリンパ球を強く刺激するものを試験管内で同定しようとする試みです。つまり、Tリンパ球の攻撃対象となりやすい強いネオ抗原を同定して、これに基づいたがん治療ワクチンを個別に作り、それぞれの患者に樹状細胞と混ぜた形で、あるいはネオ抗原ペプチドとして投与しようというものです（図5-2）。

一方、現在使われているがんワクチンは、ほとんどの場合、たまたま見つかった1種類のネオ抗原に対するもので、全員に同じものを投与するのですが、これだと患者のMHCのタイプによって効いたり、効かなかったりする可能性があります（ネオ抗原がうまくMHCに結合しないと効果的な抗原提示が起こらず、がん細胞に対する免疫が起こらないからです）。また、使われているネオ抗原が比較的弱いものであれば、ワクチンの効果もあまり期待できません。

そこで、この新しい試みでは、特に患者のがん細胞が発現する強いネオ抗原を遺伝子配列から推測し、さらにそのMHC結合性とTリンパ球の刺激能力を指標に特異的な治療ワクチンを作り、がん細胞に対する免疫の力を高めようとするものです（図5-2）。がん細胞の種類によっては複数種類のネオ抗原を混ぜます。ただし、がん細胞の遺伝子変異は個々の患者の間で異なっている場合が多いことから（＝患者間で共通する変異は少ないことから）、患者ごとに新しいワクチンを作ることが必要になります。

このような形の医療は個別化医療（パーソナライズド・メディシン）ともよばれ、いわば個人ごと

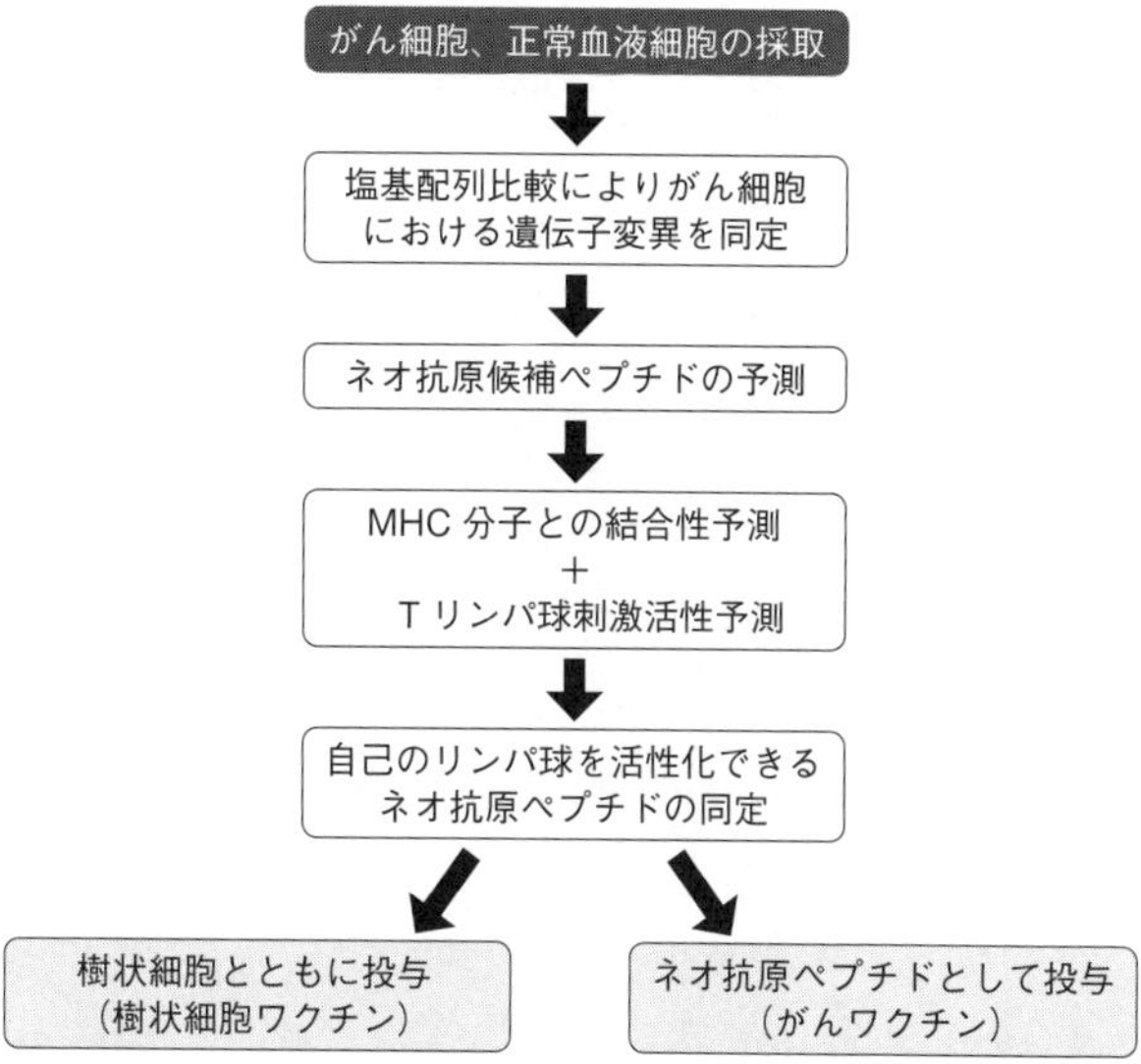


がん細胞と正常細胞の塩基配列の比較をすることにより、がん細胞における遺伝子変異を同定し、その塩基配列から、MHC に結合しかつＴリンパ球を刺激しやすいネオ抗原ペプチドの候補を一定のアルゴリズムを用いてコンピューター上で見つけ出す。その中から実際に患者のＴリンパ球を強く増殖させることができるペプチドを見つけて、それを混ぜてがんワクチンとして利用する。ただし、がん細胞の遺伝子変異は患者ごとに異なるので、患者ごとに新しいワクチンを作ることが必要になる

**図 5-2　がん細胞に発現するネオ抗原の同定とワクチンの作製**

に適応したテーラーメードの治療法なのですが、その分、非常に高額な治療費がかかる可能性があります。しかし、実験的には、既にマウスの一部のがんに対してこのようなアプローチが用いられ、強力ながん治療ワクチンを作ることが実際にできています。また、アメリカでは悪性黒色腫患者に対してこの方法とチェックポイント療法を併用することにより、既存の方法よりもかなり高い治療効果が観察されています（ただし、非常に高額な治療となっていますが……）。今後はこのような方法が早く一般化され、しかも適切な費用でがん患者に適用できるようになることが強く望まれます。

最後にCAR－T療法についてです。CARというのはキメラ抗原レセプター（chimeric antigen receptor）の略で、人工的に作製する抗原レセプターのことです。なぜキメラ（雑種）レセプターというかというと、複数のレセプターの構成成分を遺伝子工学的に結合させて作るいわば雑種の抗原レセプターだからです。CARは、がん細胞を捕捉するアンテナであり、がん細胞に結合後Tリンパ球に攻撃命令を送る細胞表面レセプターです。このCARをコードする遺伝子を患者のふつうのTリンパ球に導入することによってがんに対するキラー細胞を作り、それを患者に戻してがんを退治しようというもので、おおよその手順を図5－3に示します。

まず、①患者のがん細胞上のネオ抗原を同定する、②このネオ抗原に対するCARを遺伝子工学的に作製する、③患者の血液からTリンパ球を採取する。④このTリンパ球にCAR遺伝子を

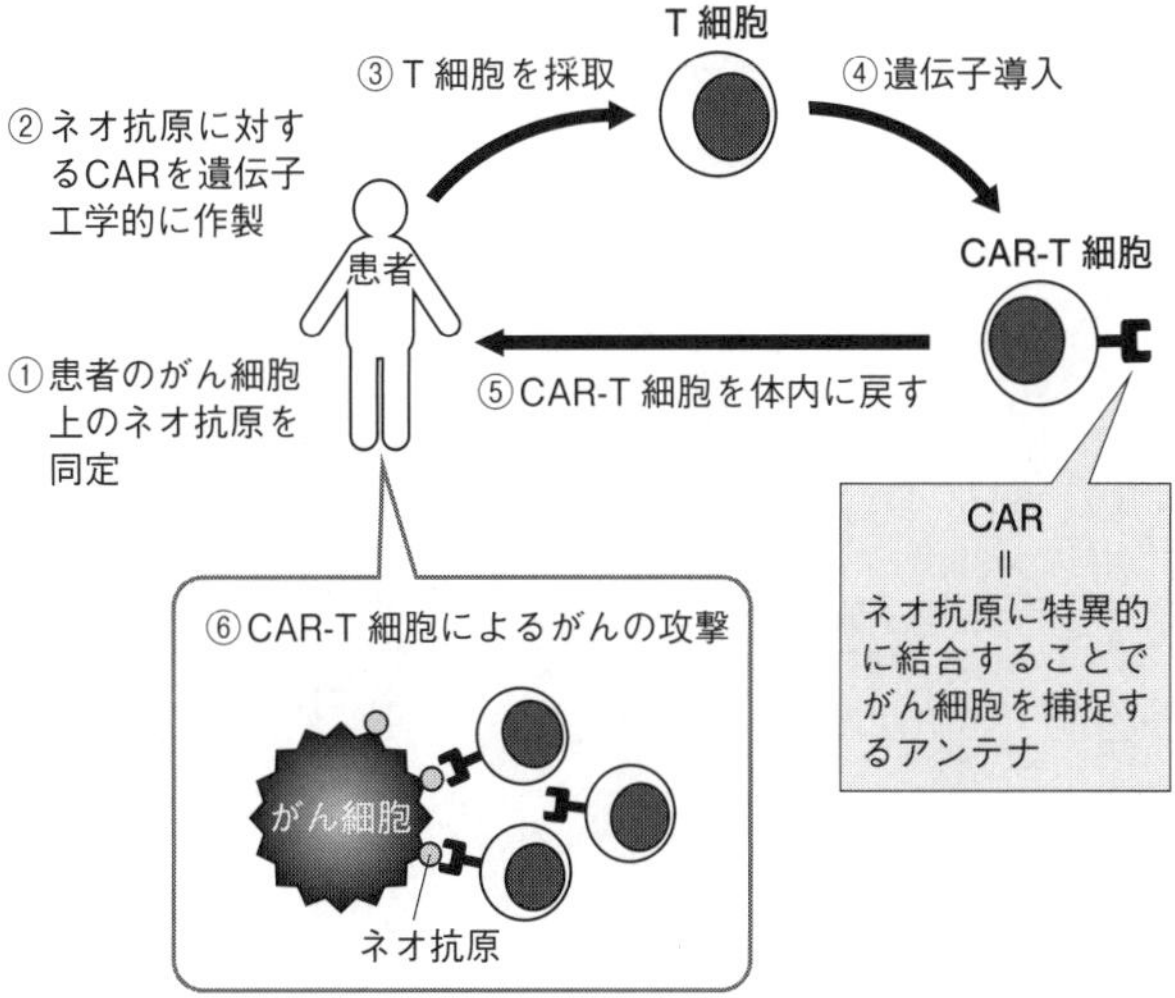


がん細胞が持つネオ抗原を同定できたら、それに対する CAR（キメラ抗原レセプター）を遺伝子工学的に作製する。これを患者から採取した T リンパ球に導入し、T リンパ球上に CAR を発現させ、CAR-T 細胞を作る。試験管内で CAR-T 細胞ががん細胞を殺せることを確認後、試験管内で増殖させて数を増やし、それを患者の体内に戻す。すると CAR-T 細胞ががんを攻撃して殺す

**図 5-3　がんに対する CAR-T 療法**

導入する、⑤CARを細胞表面に発現するようになったTリンパ球をキラー細胞に分化させ、培養により増やし、患者の体内に戻す、⑥CAR遺伝子発現Tリンパ球（＝キラー細胞）が患者の体内でがん細胞と出会い、殺す、というものです。

実際、この方法はアメリカでは既に白血病や悪性リンパ腫の治療に使われ始めていて、たとえばノバルティス社が「キムリア」という商品名で、

Bリンパ球由来の腫瘍であるB細胞性白血病やB細胞性リンパ腫に対してCAR－T療法を行っています。具体的には、彼らはBリンパ球が細胞表面にCD19という目印分子を持っていることに着目し、CD19に対して特異的に結合するCARを遺伝子工学的に作製しました。次に、そのCAR遺伝子を患者のTリンパ球に導入してCARを発現するTリンパ球、CAR－T細胞を人工的に作りました。そして、それを培養して増やし、患者の体内に戻したのです。するとこれまでの報告では、CAR－T細胞を1回投与しただけで約8割の症例で腫瘍細胞が消えたとのことです。一部、再発例もあるようですが、これまでの化学療法ではとても得られなかったような非常に良い成績が得られているようです。

ただし、CAR－T細胞はCD19を発現する正常なBリンパ球も殺すために、患者は抗体を作りにくくなり、感染にかかりやすくなるのですが、このような副作用は免疫グロブリン（＝抗体）を注射することによってある程度避けることができるようです。

問題はこの治療にかかる費用の大きさです。2019年5月、日本でもこの「キムリア」（一般名……チサゲンレクルユーセル）が保険で認められ、その薬価が3300万円超ということになりました。通常、一回の投与でいいのですが、再発した時には再投与が必要な場合もあります。どうしてこのような高い費用がかかるかというと、これまでCARを作るために費やしてきた研究開発費に加えて、遺伝子改変技術を使って患者ごとに異なるCAR－T細胞を作る必要があり、さらにそれを試験管内で培養して必要な数にまで増やす必要があるからです。でも、一回の治療で３０００万円を超える費用となると、普通の人にはなかなか払えない額ですね。

医学は徐々に進歩していて「不治の病」が少しずつ「治療可能な病」に変わりつつあるのですが、今のままだと「金の切れ目が縁の切れ目」ならぬ「命の切れ目」ということになりそうです。困ったものですね。

# 第6章

# 慢性炎症は予防できるのか？

## 6-1 まずは健康習慣――過ぎたるは猶及ばざるがごとし

「過ぎたるは猶及ばざるがごとし」とは孔子の『論語』の中に出てくる箴言《しんげん》です。孔子が自分の二人の弟子のいずれが優れているかを問われ、「片方はやりすぎ、もう片方は中途半端、やりすぎなのも足りないのもどちらも同じぐらい良くない」と答えたことによるそうです。

これはまさにわれわれの健康習慣にもあてはまることです。何事もほどほどが肝心で、やりすぎはだめ、大事なのは中庸です。どなたもご自分の胸に手をあてると思いあたる節があると思いますが、「糖分やカロリーのとりすぎ」、「脂肪分のとりすぎ」、「塩分のとりすぎ」、「アルコールの飲みすぎ」、「働きすぎ」などは、そのときは良くても、しばらくするとその余波が来てからだが辛くなってきます。こういうときにはからだの中で目に見えない炎症が始まっているのです。何事も「ほどほど」を過ぎると、血管の壁だったり、肝臓、すい臓、腸管だったり、時には脳や脊髄などの神経系だったり、悪いものが溜まる場所で炎症がじわじわと始まり、次第にからだの調子がおかしくなってくるのです。

では、どうして「ほどほど」を過ぎると炎症が起こるのでしょう？　これは既に3-1で説明しましたが、簡単にまとめると次のようです。からだには危険信号（デンジャー・シグナル）を知る何種類ものアンテナ（＝自然免疫系センサー）が備わっていて、外から侵入してくる病原体を感知するだけでなく、悪い生活習慣などでからだに溜まる「内なるストレス」も感知できるのです。このセンサーは、炎症細胞とよばれる白血球にだけ存在するのではなくて、すべての細胞に備わっています。体内のどこであれ、この仕組みが動き出すと、炎症性サイトカインを含むさまざまな体内警報物質が細胞内で作られ、インフラマソームが活性化され、炎症が始まるのです。そして炎症によって細胞や組織が傷つくと、DAMP（damage-associated molecular pattern：傷害関連分子パターン）が細胞外に放出され、これがさらに自然免疫系センサーを刺激して、またインフラマソームが活性化され、まるでドミノ倒しのように次々と悪い反応が続けて起こり、次第に全身に広がっていきます。これが炎症の慢性化と全身への波及です。

ところが、悪い生活習慣は、たとえ自分でわかっていても通常は容易には変えられません。こうなると、炎症の原因が取り除かれないのですから、必然的に炎症が慢性化することとなり、やがて慢性炎症をベースにしたもろもろの病気が始まるようになります。

第4章で述べたように、その多くはいわゆる生活習慣病とよばれるものです。たとえば、動脈硬化、狭心症、心筋梗塞、糖尿病などがそうです。これに加えて、がんの多くも悪い生活習慣によりその発症が促進されるので、一種の生活習慣病といってもいいでしょう。そして、炎症はがんの発症、進行、転移などを促進します。

このように考えると、現在の日本人の三大死因の「がん・心疾患・脳血管疾患」はいずれも不適切な生活習慣により大きく影響を受けるものであり、しかも慢性炎症がその根底にある病気というこ とになります。

ですから、炎症の慢性化防止にはまず健康習慣に気をつけることがいちばんです。正しい生活習慣が、慢性炎症を起点とする生活習慣病を寄せつけないために、もっとも大事なことなのです。この点、江戸時代の本草学者（薬草などの研究者）で儒学者でもあった貝原益軒（1630〜1714）が書いた「養生訓」は、300年経った今でもおおいに参考になります。単なる健康維持に必要な断片的なアドバイスではなく、自分なりのライフスタイルを持つ重要性が書かれています。たとえば、「養生訓」の巻第一には次のような文章があります。

「養生の術は先ず心気を養うべし。心を和にし、気を平らかにし、怒りと慾とを抑え、憂ひ、思ひを少なくし、心を苦しめず、気を損なはず、是心気を養ふ要道なり。又、臥す事を好むべからず。久しく眠り臥せば、気滞りて巡らず。飲食未だ消化せざるに、早く臥しねぶれば、食気塞がりて、甚だ元気を損なふ。戒むべし。酒は微酔にのみ、半酣を限りとすべし。食は半飽に食ひて、十分に満つべからず。酒食共に限を定めて、節に越ゆべからず。又、若き時より色慾を慎み、精気を惜しむべし。精気を多く費やせば、下部の気弱くなり、元気の根本断へて必ず命短し。もし飲食色慾の慎みなくば、日々補薬を服し、朝夕食補を為すとも、益なかるべし。又風寒暑湿の外邪を畏れ防ぎ、起居動静を節にし、慎み、食後には歩行して身を動かし、時々導引して腰腹をなでさすり、手足をうごかし、労働して血気を巡らし、飲食を消化せしむべし。一所に久しく安坐すべからず。是皆、養生の要なり。養生の道は、病なき時慎むにあり、病発りて後、薬を用ひ、針灸を以病を攻むるは、養生の末なり。本を努むべし」

これを現代風に訳すと、「健康を守るうえでもっとも大事なのは心を穏やかにして平常心を保つことである。睡眠はとりすぎると頭の回転、血液の循環が悪くなる。食後すぐ寝ると消化が悪くなり、元気が出なくなる。食事も酒もほどほどが良く、色欲もコントロールしたほうが良い。どちらも度を越すと、いくら栄養剤など飲んでも効果がない。寒すぎず暖かすぎずの環境の中で節度をある生活をして、食後は適度にからだを動かすのが良い。健康なときの普段からの心がけが大事であって、病気になってから薬や鍼灸に頼るのではいけない。予防が大事である」……。どうでしょうか？　まさに、普段からの健康習慣がもっとも大事で、過ぎたるは猶及ばざるがごとし、ということを言っていますよね？　これは益軒が亡くなってから３００年経ったあともそのまま現代社会に適用できるすばらしいアドバイスであり、慢性炎症を未然に防ぐためにまさに有用な予防医学の考えが盛り込まれています。

もうひとつ、食べることに関して貝原益軒の的確なアドバイスがあります。

「人生日々に飲食せざることなし。常に慎みて欲をこらえざれば、過ごしやすくして病を生ず。古人、わざわいは口より出でて、病は口より入ると言えり。口の出し入れ常に慎むべし」

これを現代風に訳すと、「人生に飲食をしない日はないが、常にほどほどにしていないと病気になる。昔から口は災いのもとというが、口から入るもので病気になる。飲食にはくれぐれも注意が必要である」。これもまさにそのとおりですね。やはり「ほどほど」が大事なのです。実際、益軒は当時平均寿命が50歳以下のところを八十数歳まで生き（今でいったら軽く百寿者の仲間入りでしょう）、しかも亡くなる間際まで元気だったようですから、彼の言うことにはそれなりの重みがありますね。

## 6-2 自分の家族にどんな病気がある？

ただし、われわれには個人差があり、健康に関しては十把一絡げの議論はなかなか困難です。たとえば、タバコを毎日何箱も吸いながら90過ぎまでまったく元気な人もいます。明らかなオーバーウェイトでも糖尿病にもならず心臓も脳も大丈夫な人もいます。これはどういうことかというと、ひとつには、われわれのからだには大きな個人差があるからです。人によって糖や脂肪を分解したり、吸収したりする効率が異なります。悪いものを摂取した際の解毒、排出能力も人によって大きな差があります。細胞、組織の傷つきやすさ、炎症の起こりやすさ、続きやすさ、なども同様です。ですから、健康を語るときには常にこの個人差を考えないといけません。

個人差ができる原因には、環境要因と遺伝要因があります。環境要因とは、自分のまわりの環境、衛生状態、食生活、嗜好（飲酒や喫煙）、睡眠状態、仕事のストレスなどです。個人ごとに大きく異なりますが、ある程度コントロールが可能なものです。特に生活習慣は、貝原益軒が言うように個人の努力次第では大きく改善できる部分で、ここがわれわれが最善を尽くすべきポイントでしょう。

一方、遺伝要因とは遺伝子によって影響を受ける要因のことで、家系に伝わるものです。したがって、自分では変えることができず、改善のしようがないのですが、せめてできるのは、自分の家族あるいは家系にどのような病気があったかを知ることです。

たとえば、生活習慣病そのものは子孫に伝わるものではありませんが、生活習慣病のなりやすさ（あるいはなりにくさ）には明らかに遺伝が関係します。そしてしばしば生活習慣は家族間で伝わることが多いので、特定の生活習慣病が特定の家系に多いという傾向がはっきりと見られることがあります。たとえば、アレルギーのなりやすさ、なりにくさや、特定の感染症へのかかりやすさ、かかりにくさなども明らかに遺伝と関連します。

免疫系の場合、特にその中心的な役割をするTリンパ球は個人の旗印であるMHC（ヒトではHLAともよばれます）分子を介して抗原提示を受け、自己か異物かを識別するので、特定の抗原に反応するかどうかはMHCの支配をうけ（3-1参照）、だからこそ、アレルギーも感染症への反応もともに遺伝的支配を受けるのです。

がんの場合は少し状況が複雑です。全体の1割以下ですが、家系に伝わる遺伝子異常によりがんができることがあります（図6-1）。

たとえば、がん抑制遺伝子の異常がこの例です。がん抑制遺伝子とはがんができにくいようにブレーキをかける遺伝子で、よく知られるものとしてp53、RBやBRCA1などがあります。通常、からだの中には父方由来、母方由来の二つの遺伝子がありますが、がん抑制遺伝子の場合、どちらか片側が壊れていてもまだブレーキの役目を果たします。しかし、加齢や環境からの影響などの理由でもう片側にも変異が起こってしまうと、ブレーキがまったく働かなくなり、がんができやすくなるのです。このようにしてできるがんのことを遺伝性腫瘍といいます。

既に大きなニュースになりましたが、アメリカの女優アンジェリーナ・ジョリーさんにはがん抑制遺伝子のひとつであるBRCA1に生まれつき異常があり、このために何もしないと高い確

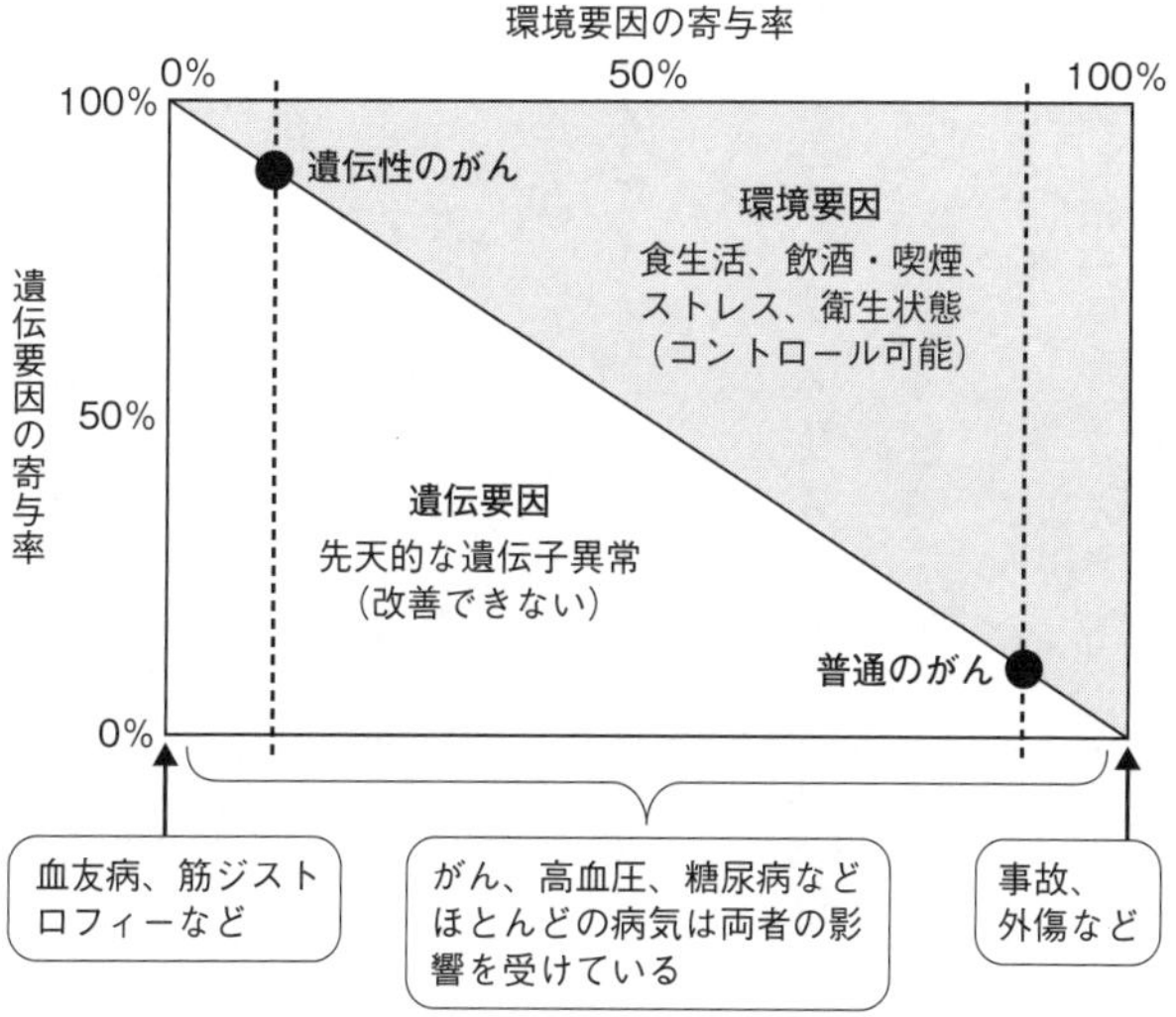


遺伝的要因とは先天的な遺伝子異常によるもので個人的な努力だけでは改善できない。遺伝的要因が大部分を占める病気として血友病や筋ジストロフィーなどがある。環境要因はある程度個人の努力によりコントロール可能なもので、食生活、飲酒、喫煙やストレスがこれにあたる。がんは、遺伝的腫瘍とよばれるもの以外は環境要因の寄与率が大きい

**図6-1　がんにおける遺伝的要因、環境要因の重要性**

率で卵巣がん、乳がんになると医師から宣告されたのです。事実、彼女の母方の家系には乳がんと卵巣がんの人がおられ、お母さんはまさに卵巣がんと乳がんの両方を発症して亡くなったそうです。そんなことから彼女はがんを未然に防ぐために、卵巣、卵管と乳房を予防的に切除するという大決心をしたのです。

　このような遺伝子変異が原因の遺伝性腫瘍には、他にもＲＢ遺伝子異常による網膜芽細胞腫（子供の網膜に

発生するがん）や、p53遺伝子異常によるリ・フラウメニ症候群（60歳までに約9割の患者ががんを発症する）などがあります。こういう例をみると、自分の家族や家系にどのような病気があったかを知ることはとても大事なことがおわかりいただけると思います。

しかし、おそらくほとんどのがんではこのような強い遺伝性はありません。最近の研究から、その発症には環境要因のほうがはるかに大きなウェイトを占めることがわかってきています。ただし、前にも述べたように食生活を含むさまざまな生活習慣は家族間に伝わることが多いので、遺伝性のないふつうのがんであってもその発症にはある程度の家族性が見られることがありま す。したがって、家系の中にがん患者がいないかどうか、そしてがん患者がいたらどんながんだったかなどを知っておくことは大事です。

## 6-3 サプリメントや健康食品はほんとうに効くのか？

最近、健康維持、メタボ防止などのためにサプリメントや健康食品が非常によく使われています。厚生労働省のパンフレットによると、約3割の人が毎日サプリメントや健康食品を利用し、過去の利用経験を含めると約8割の人が使ったことがあるそうです。実際、サプリメント・健康食品の市場規模は年間約2兆円ともいわれるとてつもなく大きなもので、年ごとにどんどん大きくなっていっています。この年間2兆円という額がどのくらいかというと、日本政府が出している科学研究費が年間で総額約2300億円ですから、われわれ科学者が汗水垂らして申請して政府から毎年いただいているお金の10倍近くにも当たる大変な額なのです。また、医薬品を開発して上市するのに巨額のお金がかかるとよくいわれますが、それでもひとつ300億～500億円程度といわれています。ということは、今の健康食品市場に使われているお金をうまく活用したら、日本だけでも毎年何十もの新薬を世界の市場に乗せることができるということになります。

でも、これらの健康食品にほんとうに良い効果があるのであればそれだけのお金を使ってもいいでしょう。そこで、この本の趣旨からは少し外れますが、日本の健康食品の制度とその実態について少し調べてみました。すると、まず見えてきたのは、国が指定する健康食品の中には、「保健機能食品」とか、「特定保健用食品」とか、「機能性表示食品」とか、いろんなカテゴリーがあって、これらの言葉はふつうの医師でも文献やネットでよく調べないとよくわからず、ましてや一般の方々にはとても混乱しやすい状況になっているということです。そこで、今回、これらの言葉をひとつひとつ調べて次の図を作ってみました（図6－2）。これを基に現在の情報を整理したいと思います。

まず、健康関係で市販されているものは、「医薬品類」と「食品類」に大きく分けることができます。「医薬品類」は、「医薬品」と「医薬部外品」に分けられます。

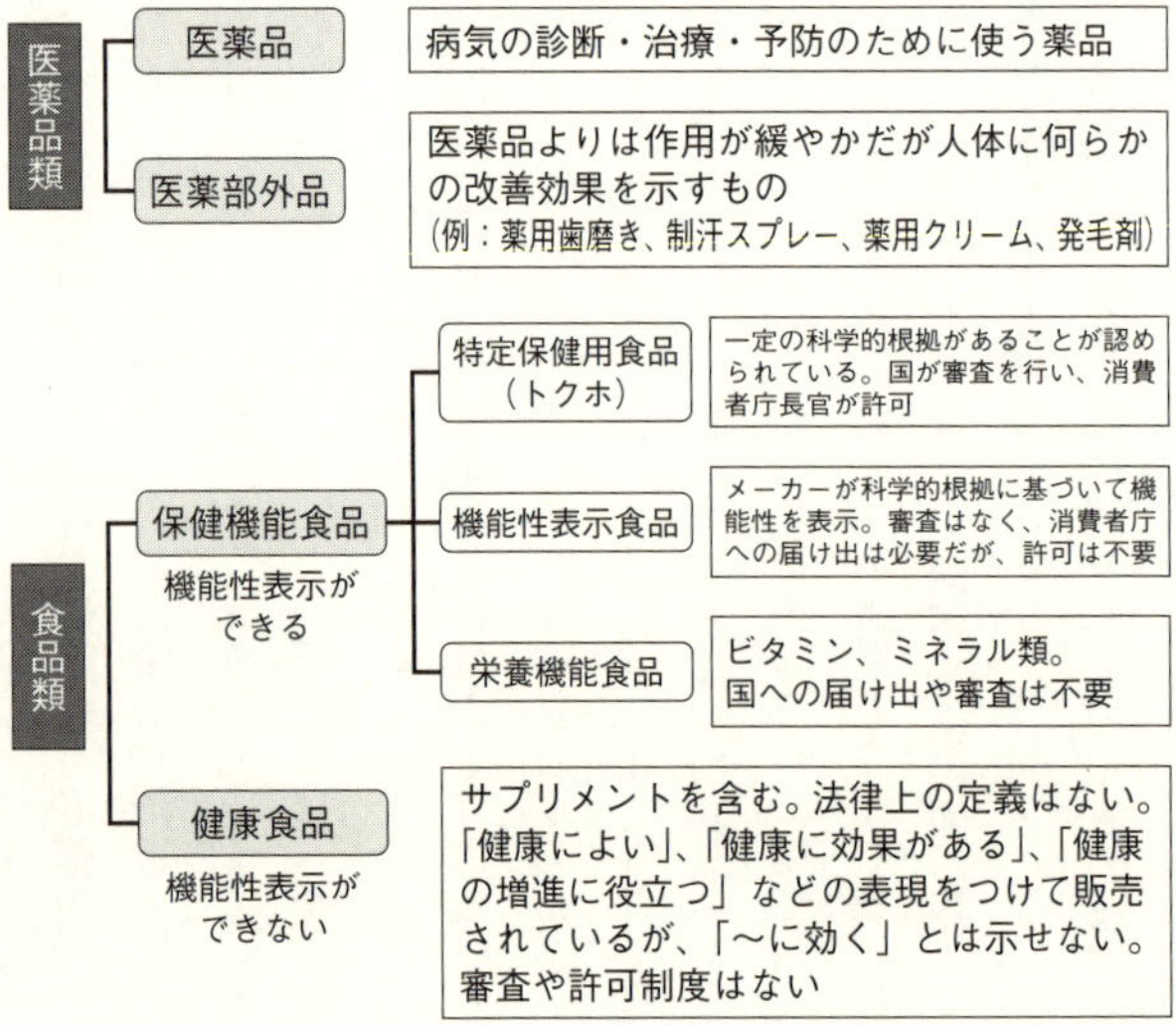


一般に健康食品とよばれるものは、医薬品類とは区別され、食品類に分類され、機能性（効き目）の表示ができる保健機能食品と機能性表示ができないいわゆる健康食品からなる。前者の保健機能食品は科学的根拠に基づいて政府に届け出がなされた食品や指定された成分を含む食品であるが、科学的根拠の意味があいまいなことが多い。一方、後者の健康食品は、「脂肪の吸収を抑える」などの具体的な機能性（効き目）の表示はできないが、「健康に良い」とか「健康に効果がある」など、一般的なものであれば、自由にキャッチフレーズをつけることができる。公的な審査や許可制度はまったくない

**図 6-2　医薬品類と健康食品類の違い**

「医薬品」とは病気の治療・予防などのために使われる薬品のことで、厚生労働省がその効果を認めたものです。医師が処方するものもあれば、薬局、ドラッグストアで購入できる大衆薬（いわゆるＯＴＣ）もあります。

一方、「医薬部外品」は、「医薬品」よりは作用がゆるやかであるものの、人のからだに対して何らかの改善効果を示す薬品です。厚生労働省が許可した有効成分が一定の濃度で配合されています。たとえば、薬用歯磨き、制汗スプレー、薬用クリーム、発毛剤などがこの範疇に入ります。薬剤師がいなくても販売できるので、コンビニやスーパーで買うことができます。ここまではかなりの読者の方々がご存じのことだと思います。

ところが、健康関係の食品類になると、とたんに話が複雑で、こんがらかってくるのです。まず、図６－２のいちばん下の欄にある「健康食品」とは、健康の保持や増進に役立つ食品として販売されているものの総称です。サプリメントもここに入ります。ただし、何をもって健康食品というかについては法律上の定義や制約はありません。メーカーが勝手に「健康に良い」、「健康に効果がある」、「健康の増進に役立つ」などのキャッチフレーズをつけて構わないのです。公的な審査や許可制度はまったくありません。

実際は、ほとんどの健康食品がこのカテゴリーに属します。ただし、この群に入る食品は、「脂肪吸収に効きます」とか「コレステロール値を下げます」などというような効能を表示はできません。できるとすれば、ある元相撲とりのタレントさんが膝に手をあてて「ぐるぐる……」とやっているCMのように、「膝が痛いときには……」とは言えても、「膝の痛みがとれます」というような効果表示は許されていないのです（でもあの元気そうなタレントが膝を回してにっこりすると、膝の痛みがとれそうな気がしないではないのですが、じつはこの製品に含まれているグルコサミンもコンドロイチンも、アメリカの大規模臨床研究の結果、膝の痛みには効かないことがわかっています）。

ところが国のほうではこれではまずいと思ったのでしょう。国の目が届く「保健機能食品」というカテゴリーを作りました。現在ではこの中に、「特定保健用食品（いわゆるトクホ）」、「機能性表示食品」、「栄養機能食品」という三つのグループが設定されています。「保健機能食品」はいずれもその機能について表示ができるので、たとえば「脂肪の吸収を抑える」とか「糖の吸収を穏やかにする」というような表示が許されます。しかし、薬品ではなく、あくまで食品であるために、病気の治療効果や予防効果を表すような表示は許されません。したがって「やせます」とか「糖尿病に予防効果があります」などとは表示できないのです。そして、ここにはじつはえっと驚くようなカラクリがあるのですが、これについてはあとで触れることにします。

次に「保健機能食品」の中身を順番に見てみましょう。

まず「特定保健用食品（トクホ）」です。メーカーが機能性や安全性に関して臨床試験を行い、国がこれを審査し、一定の科学的根拠があることが認められた食品です。消費者庁長官が許可をします。ただし、この審査に必要な臨床データ（安全性と効能を示すもの）を揃えるには多額の費用と時間がかかります。

そんなことから、中小企業にはトクホの申請が容易ではないという声が多く、そこで、国はより基準を緩くした「機能性表示食品」というカテゴリーを新しく作りました。このカテゴリーの食品は、必ずしも臨床試験をする必要はなく、企業の責任のもとに安全性や機能性の根拠に関する文献情報を集めて、それをあらかじめ、消費者庁長官に届け出ればいいのです。この文献情報というのは、申請する製品の臨床試験に関する文献や効能を示す論文のことで、公的な雑誌に査読付き論文として発表されているものであることが必要です（査読付き論文についてはは少しあとでもう一度触れます）。消費者庁のホームページを見ると「事業者の都合で機能性があることを示す論文だけを意図的に抽出することはできません」と書かれ、公平な情報収集と抽出作業を行うことが求められていますが、作業のすべては企業に任せられているのです。これは、悪い言い方をすれば「企業に下駄を預けている」のであって、「企業は悪いことをしない」といういわば性善説に基づいたやり方です。しかし、これで本当に大丈夫なのでしょうか？

最後に「栄養機能食品」です。これはビタミンやミネラル類で、国が定めた基準量の栄養成分を含んでいれば、国への届け出や審査は不要な食品です。

このように「保健機能食品」とは、ある程度国のチェックがあってわかりやすい機能表示があるので、消費者側は自分が求めている食品を安心して選べるかのように見えます。実際、政府もそのようなことを言っています。

ところが、製造・販売メーカーによる商品の効果、機能を示す表現がじつに巧妙で、えっと思うような（悪くいえば羊頭狗肉的な）ところがあるのです。たとえばトクホのひとつに「血圧が高めの方に適する食品」というような表記があり、CMでは「血圧がｘｘｘを超えたら」というようなことをうたっているものがあります。

でもよく読むと「血圧が高めなら……」と書いてあるだけで「血圧が下がる」とは一言も書いてありません。でも実際はどうでしょう？　ふつうの人が有名メーカーの製品に「血圧が高めなら……」と書いてあり、一見なるほどと思うようなCMを見たら、この製品を飲んだら血圧が下がるような気がするはずです。

そこで、この製品に関する臨床試験の結果が報告されている論文を探し出してよく読んでみました。すると、その論文の中には降圧効果が予想される物質を一群二十数名の人たちが量を変えて4週間毎日摂取した結果が書かれていました。結果を見ると、この物質を一定量以上4週間服用すると、収縮期血圧（いわゆる上の血圧）、拡張期血圧（下の血圧）ともにコントロール群に比べて統計学的に有意に下がったというデータが示されていました（図6－3左）。

でもよく見ると、数字には確かに統計学的には差があるのですが、たとえば収縮期血圧が

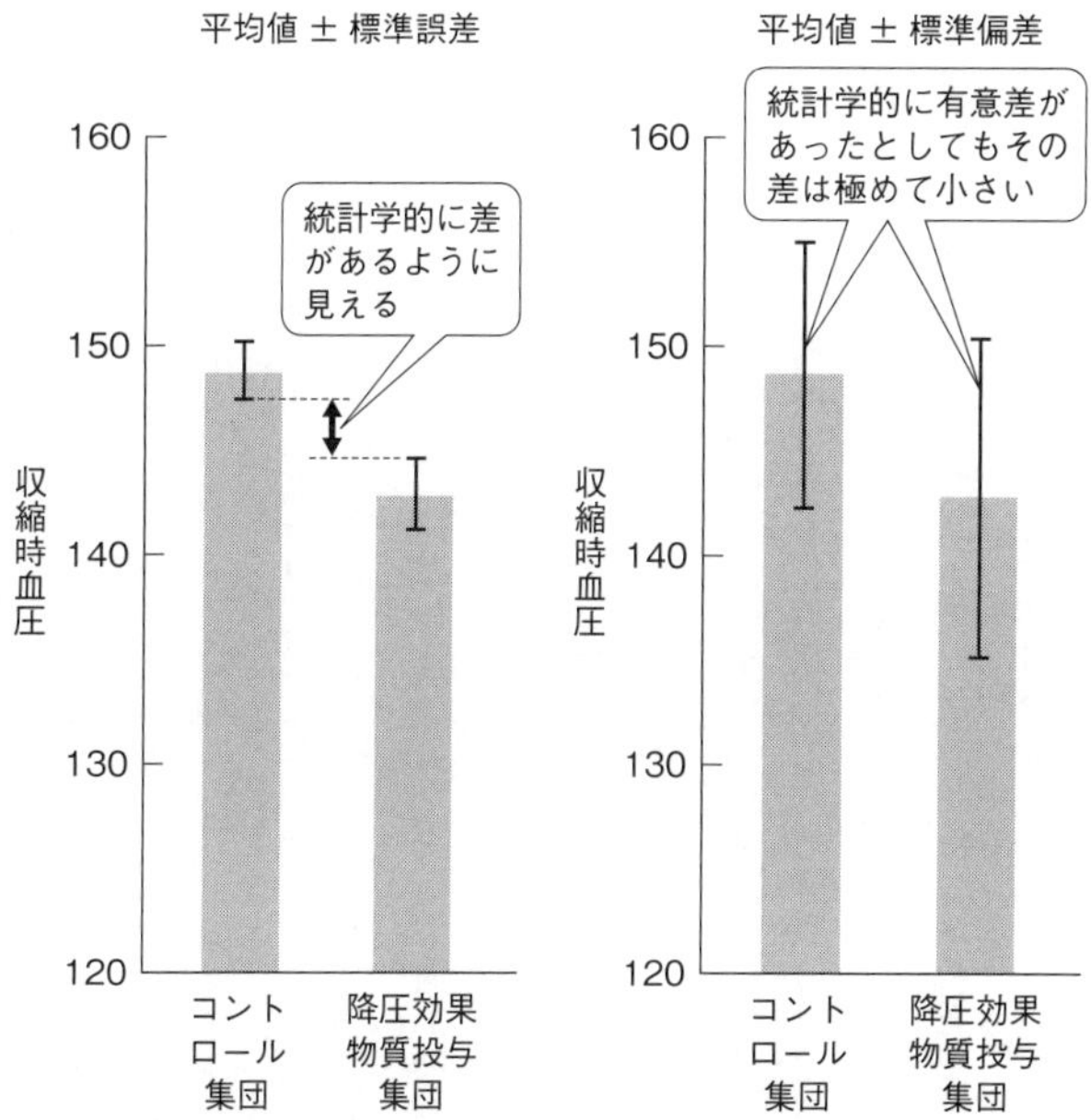


降圧効果が予想される物質を投与した際に見られた同じデータを、左のグラフは平均値±標準誤差で表し、一方、右のグラフは平均値±標準偏差で表したもの。統計学的には差があっても、その差が小さいときにはデータの表し方によって受ける印象が大きく異なる

**図 6-3　標準誤差と標準偏差**

148.6±1.4 mmHg（平均値±標準誤差）から142.8±1.7 mmHgに低下したというようなことが書かれています。しかもわずか一群二十数名のサンプル数です。

血圧を実際に測ったことがある方ならすぐおわかりになることですが、血圧は測り方によってすぐに5～10 mmHgぐらいは変わってしまいます。どんなに測り方が上手な人でも数mmHgの差をコンスタントに検出することはほとんど不可能……と思ってよく見ると、示されているのは標準偏差ではなくて標準誤差なのです。20検体の場合の標準偏差は標準誤差に$\sqrt{20}$（＝4.472）を掛けたものになるので、われわれがよく使う平均±標準偏差で表すと148.6±6.3 mmHg vs. 142.8±7.6 mmHgということになります（図6－3右）。

すなわち、たとえ示された数字に統計学的に差があっても非常に小さく、しかもわずか二十数名のサンプル数です。したがってはっきりとしたことは言いがたいというのがふつうに下される結論です。つまり、論文としては一見、科学的な体裁をとっているのですが、専門家が見るとその信頼性にはかなり問題がありそうなことがわかります。

繰り返しになりますが、標準誤差とは、標準偏差値をサンプルサイズ（検体数）の平方根で割って得られた値です。したがって標準誤差は標準偏差よりも必ず小さくなるために、いくつかの群の差を比べるときに、標準誤差を用いたほうが一見、信頼性が高いデータのように見えます。しかし医学・生物・医薬品関係のデータは、通常、そのばらつきを正確に伝える必要があるために標準偏差を用いることが一般的です。

これは他のトクホ製品のデータを見ても大なり小なり同じです。もしかすると、国はこのようなあいまいさを理解しているために、トクホには「血圧が高めの方に適する食品」というような表記を許しても「血圧が下がります」という効果を示す表記は許していないのかもしれません。でも、審査のもとになっている論文には統計的に有意な降圧効果があったという記載があり、一方、数字上はそうだったとしても、そのデータの信頼性や解釈にはかなりの問題があることがおわかりいただけると思います。国はそのような論文をもとに「トクホ」の審査をしているのです。そしてこの論文は公的雑誌に掲載されている「査読付き論文」なのです。一般に「査読付き論文」というのは客観性があり、信用できるということになっています。でも本当にそうなのでしょうか？

ここで少し「査読付き論文」について説明しましょう。通常、論文が学術誌に投稿されると、編集局は2～3人の審査員を指名し、その内容の妥当性について審査をしてもらいます。この場合、審査員は同じ分野の専門家であり、匿名で審査を行います。この作業を査読といい、論文内容の科学的妥当性についての審査が行われます。もし複数の審査員が内容的に問題ないと判断すれば、通常、その論文は雑誌に掲載されます。審査員の意見が割れれば、編集長が裁定作業をして、修正が必要であれば著者に対して修正を求めます。あるいは修正不能と判定されれば、その論文は却下されます。つまり査読付き論文というのはこのような審査プロセスを経た論文であり、内容の信ぴょう性が保証されているかのように聞こえます。

ところがここにはいくつかの問題があります。まず、この審査員の選び方です。選び方のプロセスは公開されておらず、また、選ばれる人が同業者なのですから、仲間内の「お手盛り判定」があるかもしれません。また、論文が掲載される雑誌にはたして中立性があるかどうかということも大事なことです。ちなみに、先に挙げた降圧効果を示す論文は食品業界が集まって作っているある公益財団法人が発行しているもので、大学の図書館などではほとんどお目にかかる機会がありません。つまり公的雑誌に発表された査読付き論文といってもじつはいろいろある可能性があるのです。

このようなことを考えると、「トクホは国が審査を行い、消費者庁長官が許可しているから、一定の科学的根拠があることが認められている」という言い方は本当にいいのでしょうか？　私は眉につばをつけて聞いたほうがいいように思えます。

前のところ（3－2）で、青魚に多く含まれるＤＨＡやＥＰＡなどのオメガ3脂肪酸に心筋梗塞のリスクを下げる効果があることについて述べました。これらの脂肪酸は、サプリメントとしても広く市場に出回っています。ところが最近、イギリスのグループが心疾患既往のある延べ7万人以上が参加した臨床試験の結果を再解析して、オメガ3脂肪酸サプリメントあるいは偽薬（プラセボ）を1年間以上摂取した場合の死亡率を比べたところ、両者の間に有意な差がなかったという結果が出ています（JAMA Cardiol, 3:225, 2018）。

これは、オメガ3脂肪酸自体の効果が否定されたのではありませんが、サプリメントとして摂取した場合には効果がないということを示しています。これは推測の域を出ませんが、可能性としては、サプリメントの形だと十分な量がとれないのか、あるいは成分が酸化されるなどして有効性が消えてしまうのかもしれません。どうも、成分を抽出せずに青魚をそのまま料理して食べたほうがいいのかもしれませんね。

次に免疫とサプリのことについても触れましょう。巷には免疫力を強化するサプリとして売られているものが多種類あります。しかし、医学的見地からすると、経口投与によってからだの免疫系に働いてその能力を直接的に向上させるという医薬品はこれまで発見されておらず、これは既存のサプリでも同様です。

ただ、たとえば、乳酸菌を含むヨーグルトなどの飲み物は、腸内環境のバランスを整えることにより、間接的にからだの免疫力を上げる効果はある程度はあるようです。ただし、これには個人差がかなりあるようです。また、テレビなどでいわれているような「生きた乳酸菌が腸に到達して効果を発揮する」ということはないようです。東京大学名誉教授の光岡知足氏はマウスにヨーグルトを投与することにより腸内に善玉菌が増えることを観察していますが、彼の実験によると、死んだ菌を投与しても生きた菌と同じだけの効果があるとのことで、生きた菌が腸内に棲み着いてその効果を発揮するのではないとのことです。

じつは、食細胞の発見者である有名なロシアの微生物学者、動物学者のイリヤ・メチニコフ（1845〜1916）も今から約100年も前にヨーグルトの効果を調べていて、マウスに加熱して殺した乳酸菌を投与すると、生きた菌を投与した場合と同様に、マウスの寿命が延びたとのことです。ただし、今から考えると、寿命が延びた理由がマウスの免疫力が向上したからなのか、それとも他のためだったのかはわかりません。でも、じつはこの頃から乳酸菌の効果は死んだ菌でも得られるということが知られていたのですね。

どうも、テレビのコマーシャルは「先人の知恵」をあまり参考にはしていないようです。生きた菌だけでなく死菌でも効果があるというのは、ひとつの可能性は、腸管の自然免疫系センサーが菌体成分を感知して、免疫系が刺激されるとともに、これが腸内で善玉菌が増えるような環境形成に役立ち、その結果、からだの免疫力が二次的に向上するということかもしれません。

最後に日本医師会のホームページに健康食品とサプリメントについてわかりやすい意見が書かれているので、それを紹介しましょう。そこにはこう書かれています。

「健康食品やサプリメントが、実際に、ふつうの食品よりも、『健康によい』、『健康に効果がある』、『健康の保持増進に役立つ』かどうか、科学的根拠があるかどうかは、必ずしも十分ではありません。また、健康食品やサプリメントは、くすりの代わりではありません。それから、『食品だから安心』、『天然成分だから安全』は誤解で、天然成分由来の健康食品でも、アレルギー症状や医薬品との相互作用を起こすものがあります。特に、病人、子ども、妊産婦、高齢者、アレルギー体質のある方などは、要注意です」

これが多くの医師の意見であり、私の意見もこれとまったく同じです。ただし、私は決してサプリメントや健康食品が悪いと言っているのではありません。摂取するものに特に害がなくて、自分に気持ちが良く、安心できるのであれば、否定をする理由はまったくありません。むしろ摂取することにより、ほっとして精神的安定性が得られるかもしれません。したがって、必要と思う場合には、ご自分に合うものを注意して選べばいいのだと思います。ただし、健康食品市場に年間2兆円もの国民のお金が注ぎ込まれているのには大きな違和感がありますが……。

## 6-4 ストレスは最大の敵

では、薬や健康食品にあまり頼らずに健康を保とうとすると、何がいちばん大事なのでしょうか？　それはまず避けられるストレスを避けることです。貝原益軒も「健康を守るうえでもっとも大事なのは心を穏やかにして平常心を保つことである」と言っています。

ただし、ストレスに対する感受性は個人差があります。同じストレスを受けてもまったく大丈夫な人もいれば、心とからだに大きな影響が出てしまう人もいます。ストレスに対する感受性がどのようにして規定されているかあまりよくわかっていませんが、ひとつわかっているのはストレスがかかったときに分泌されるホルモンのひとつが副腎皮質ホルモンであることです。このホルモンは量が多すぎると、免疫、特にTリンパ球の機能を抑制する作用があり、事実、副腎皮質ホルモン（ステロイド剤）は炎症や過剰な免疫反応を抑える治療薬としてさまざまな病気の治療に用いられています。つまりストレスが多いと、副腎皮質ホルモンが過剰に分泌され、からだの免疫能が抑制されるので、いろいろなトラブルが発生しやすくなるのです。ストレスを受けたあとに風邪をひくというのはどなたでも経験しておられるのではないでしょうか？

じつは過剰に分泌された副腎皮質ホルモンが働く相手は免疫系だけではありません。副腎皮質ホルモンに対するレセプター（受容体）は全身に発現して、全身が影響を受けるのです。

特に、神経系にも働いて、睡眠障害や種々の精神症状を起こすことがわかってきています。また機序は明らかではないのですが、ストレスが続くことによりアルツハイマー病やパーキンソン病の発症が促進されるという報告がいくつもあります。

このほかに、4－11のうつ病のところで触れましたが、マウスに強い社会的ストレスを与えると脳に炎症反応が起こり、その結果、うつ病様症状がもたらされることがわかっています。したがって、ストレスはからだのさまざまな場所に働くのです。いまさら言うまでもありませんが、やはりストレスは健康の最大の敵なのです。

## 6－5　すこやかに生きるとは？

それではストレスなしにすこやかに長生きするためにはどうしたらいいのでしょう？　よく長生きには、遺伝が大事なのか、環境が大事なのか？　という議論があります。いわゆる「氏か、育ちか？」という話ですが、皆さんはどう思われるでしょうか？　まわりを見ると、長寿の人がいる家には何となく長寿の人が多いような印象がありますよね？　そんなことから、多くの方々は「長生きには遺伝がかなり大きく関係している」と考えておられるのではないでしょうか？　ただし、ここには落とし穴があるかもしれません。というのは、長生きをする人の生活習慣はその人の家で受け継がれている可能性があるからです。こう考えると、寿命には遺伝だけではなくて生活習慣も同様に重要である可能性があるのです。

この点、おもしろい研究があります。少し古いのですが、デンマークで1870年から1900

年の30年間に生まれた2800人余りの双子を対象に寿命と遺伝の関係を調査した結果が二十数年前に報告されています（Herskind Am et al. Human Genetics, 97:319, 1995）。それによると、寿命に遺伝的素因が関わるのはたかだか2〜3割程度で、むしろ環境要因のほうが大事なようです。また、アメリカ（Terry DF et al. J Am Geriatr Soc, 52:2074, 2004）やオランダ（Beekman M et al. PNAS, 107:18046 2010）の長寿者に関する研究、さらには慶応大学の広瀬信義、新井康通・両氏のグループなどによる100歳以上生存している人たち（百寿者）を調べた研究を見ても、90歳以上の長寿者は、一般の人たちに比べて、糖尿病患者の割合が少なく、動脈硬化の程度が少なく、また、がんが少ない傾向がある、ということが明らかになっています。

糖尿病や動脈硬化のような生活習慣病の程度が軽いということは、やはり長寿者は一般に生活習慣が良いということがいえるでしょう。がんは前に述べたようにほとんどのものは悪しき生活習慣がその発症におおいに関係しています。その意味ではがんを一種の生活習慣病ということもできます。そのように考えると、百寿者にがんが少ない傾向があるというのはなるほどと思われるところがありますね。

現在、国立がん研究センターでは「科学的根拠に根ざしたがん予防ガイドライン『日本人のためのがん予防法』」を示し、その中で、「五つの健康習慣を実践することで、がんになる確率を低くしていくことが可能です」と教育的キャンペーンをしています（図6-4）。じつはこの五つ

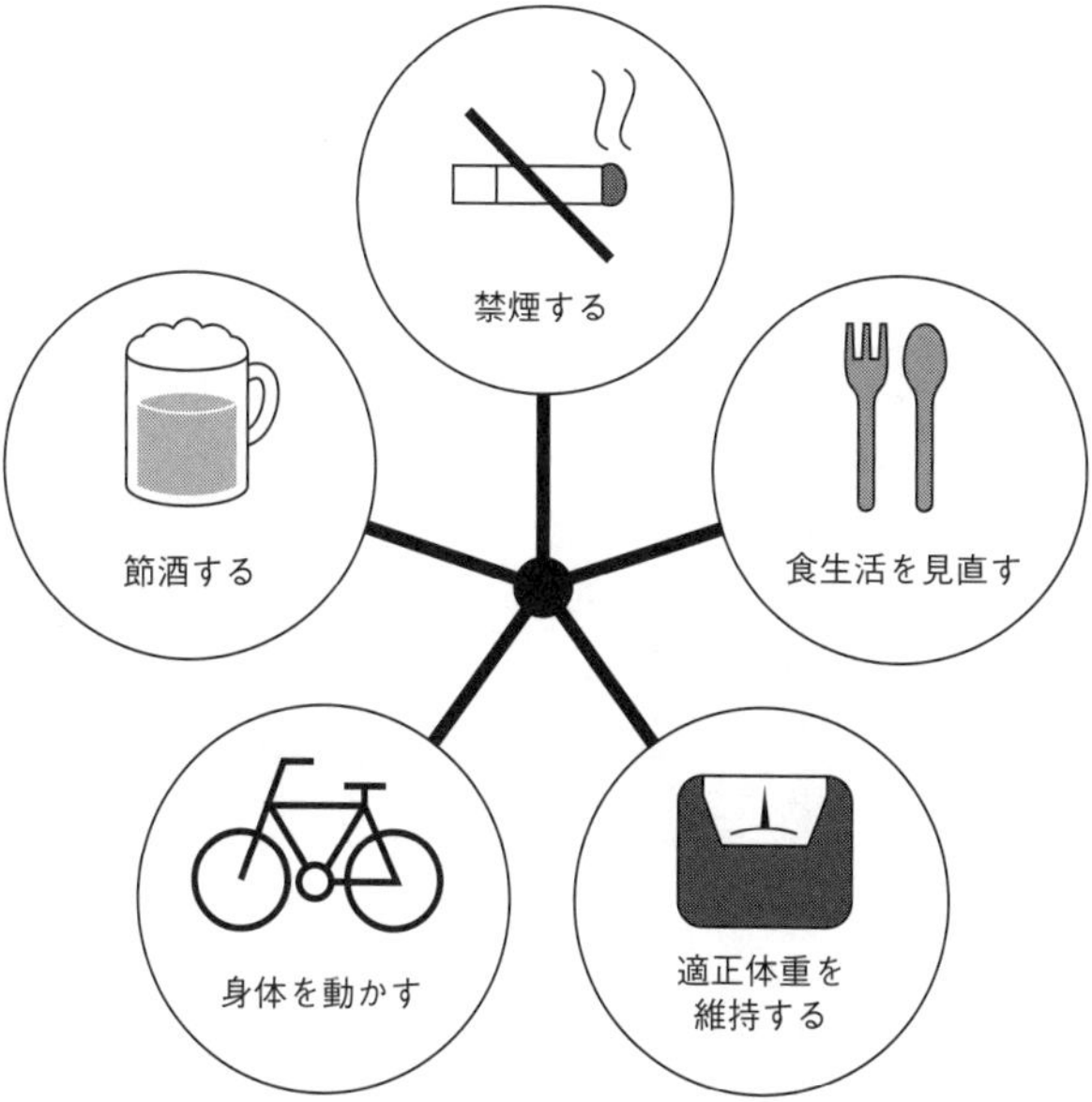


――国立がん研究センターがん情報サービス「科学的根拠に基づくがん予防」から引用（https://ganjoho.jp/public/pre_scr/cause_prevention/evidence_based.html）

**図 6-4　がんリスクを減らす五つの健康習慣**

の健康習慣は、そのまま「すこやかに生きる」ために必要なものです。したがって、この図をお借りしながら、少し説明しましょう。

1.「禁煙する」

喫煙は肺がんのリスクを増やすだけでなく、からだ中のがんの発生率を上げ、さらに、第４章で説明した慢性閉塞性肺疾患（ＣＯＰＤ）や突発性肺線維症の大きな原因となります。どちらも不治の病です。実際、日本医師会のホームページには「日本人では20歳より前に喫煙を始めると、男性は8年、女性は10年も寿命が短縮します」と書かれています。タバコの煙は微小粒子状物質PM2・5そのものなのですから、喫煙は「百害あって一利なし」です。ちなみに貝原益軒は「養生訓」の中で次のように言っています。「たばこは習慣になってもそれほどの害はなく少しは益があるといわれるが、結果的には損失が多い。これにより病気になることもある。また火災の心配もある。習慣になるとやめられなくなる。最初から近づけないのがもっとも良い」。まさにそのとおりですね。

2．「節酒する」

お酒は人によって強い、弱いがあるので、一概にいうのは難しいですが、上記の国立がん研究センターのガイドラインには次のように書かれています。

「毎日飲む人は以下のいずれかの量までにとどめましょう」

●日本酒：1合
●ビール大瓶（633ml）：1本
●焼酎・泡盛：原液で1合の3分の2

●ウィスキー・ブランデー：ダブル1杯
●ワイン：ボトル3分の1程度

うーん、この条件は著者（宮坂昌之）にはなかなかきびしいですね。できないことはなさそうですが……（笑）。それでは、貝原益軒先生はお酒についてどのように言っているでしょうか？

「養生訓」を見ると、その害と益についてじつに明確に指摘しています。以下はその一節です。「酒は天からの授かりものである。少し飲むと、陽気になり、ストレスを和らげ、食欲が増進し、いやな気持ちがなくなり、楽しくなり、益がある。しかし飲みすぎると、お酒ほど害を及ぼすものはない。——中略——お酒を飲みすぎる人に長命な人はまれである。お酒はほどほどに飲めば長生きの助けとなる」。毎晩、晩酌をする著者としては引用せざるを得ない一文です。

3.「食生活を見直す」

この中で大事なのが「減塩する」です。現在、厚生労働省が勧めている一日当たりの食塩摂取量は、男性8グラム未満、女性は7グラム未満です。これもなかなかきびしい基準です。というのはラーメン一杯をスープ半分残して食べても、それだけで食塩が約4グラムありますから。

次に「野菜と果物をとる」です。厚生労働省策定の「健康日本21」では一日当たり350グラムの野菜をとることを勧めています。ちなみに、日本人の平均野菜摂取量は300グラムに満たないそうですから、かなり努力をして野菜をとらないといけないということになりますね。コンビニの野菜サラダの1パックが生野菜にして100~120グラムぐらいですから、生野菜だけで目標値に到達しようとすると、毎食1パック食べてやっとということになります。そこで、具だくさんの汁物とか、お浸しとか、煮物とか、鍋物とか、いろいろ組み合わせて野菜をとるような工夫が必要です。

3番目が「熱い飲み物や食べ物は冷ましてから」です。熱いものは粘膜上皮を刺激して炎症を起こし、それが長期間続くと粘膜にがんができるようになります。よく知られていることですが、実際、熱いもの（茶粥など）をよく食べる地域で食道がんが多いのです。

さて、この食生活については、貝原益軒先生がまたもや「養生訓」の中でかなりのスペースを割いて注意をしています。そこを抜粋して訳すと次のようです。

「飲食は人が生きていくために必要なものである。でも必要以上にむさぼってはいけない。食欲を抑えることも必要である。食べすぎてしまい、そのために胃腸薬を服用すると、胃の本来の働きが弱くなってしまう。食欲を抑えるには、精神力が必要だ。病気になることを怖れることを忘れないようにしなければいけない。——中略——すべての食事はあっさりしたうす味のものが良い。濃い味や脂っこいものをたくさん食べてはいけない。生もの、冷えたもの、堅いものは禁物である。――中略――おいしいものであっても、たくさん食べてはいけない。少しだけ食べても、たくさん食べても、そのおいしさを堪能するという点ではあまり変わらないからである。おいしいといってたくさん食べると、健康を損ないあとで苦しむことになる。それゆえに、はじめから節度をもって食事をとることを心がけなければいけない。腹八分目がいいのである。――中略――胃の弱いひとは、大根、人参、芋、山芋、牛蒡《ごぼう》などを薄く切ってよく煮て食べるがよい。大きくしかも厚く切ったものや、十分に煮ていないものはみな胃腸を悪くする。一度うす味噌かうす醬油で煮て、その汁にひたして半日か一晩おいて、再び前の汁で煮ると、大きく切ったものでも害がなく味も良い」

益軒先生は何でもすべてお見通しという感じですね。すごいです。

4．「身体を動かす」

これも人によって違うので、一概にいうのは難しいのですが、厚生労働省の「健康づくりのための身体活動基準２０１３」では、18歳から64歳の人の身体活動について、〝歩行またはそれと同等以上の強度の身体活動を毎日60分行うこと〟、それに加え、〝息がはずみ、汗をかく程度の運動を毎週60分程度行うこと〟、65歳以上の人には〝強度を問わず、身体活動を毎日40分行うこと〟を推奨しています。これもけっこうな運動量ですね。しっかりと時間をとってやらないととてもこなせません。

それでは、どうして運動するといいのでしょうか？　実際は多くの理由があると思いますが、最近注目されているのが骨や筋肉を使うことによって分泌される物質です。これは骨や筋肉が作るホルモンといってもいいでしょう。今まではホルモンというと、脳下垂体、甲状腺、すい臓などの内分泌系臓器から血中に分泌されて微量で強い生理活性を持つ分子のことであると理解されていましたが、最近は骨、筋肉を含む種々の組織が「ホルモン」を作っていることがわかっています。

骨が作るホルモンのひとつがアメリカのジェラード・カーセンティ（Gerard Karsenty）氏らのグループが研究しているオステオカルシンです（図6－5）。この物質は筋肉運動によって骨の中にある骨芽細胞によって作られます。そして、血液中に放出され、すい臓でインスリンを作らせる働きがあります。インスリンは細胞のグルコースの取り込みを促進して血糖値を下げる役割があるので、運動による血糖値の低下に一役を買います。

カーセンティ博士のグループは、オステオカルシンが脳にも働くことに気づきました。それは、オステオカルシン遺伝子を欠損させたマウスが正常の老齢マウスと同様の認知症様症状を示したからです。そこで、彼らは、若いマウスあるいは老齢マウスからの血漿《けつしょう》（血液から細胞成分を除いたもの）を老齢マウスに投与してみました。すると、若いマウスの血漿を投与したときのみ、

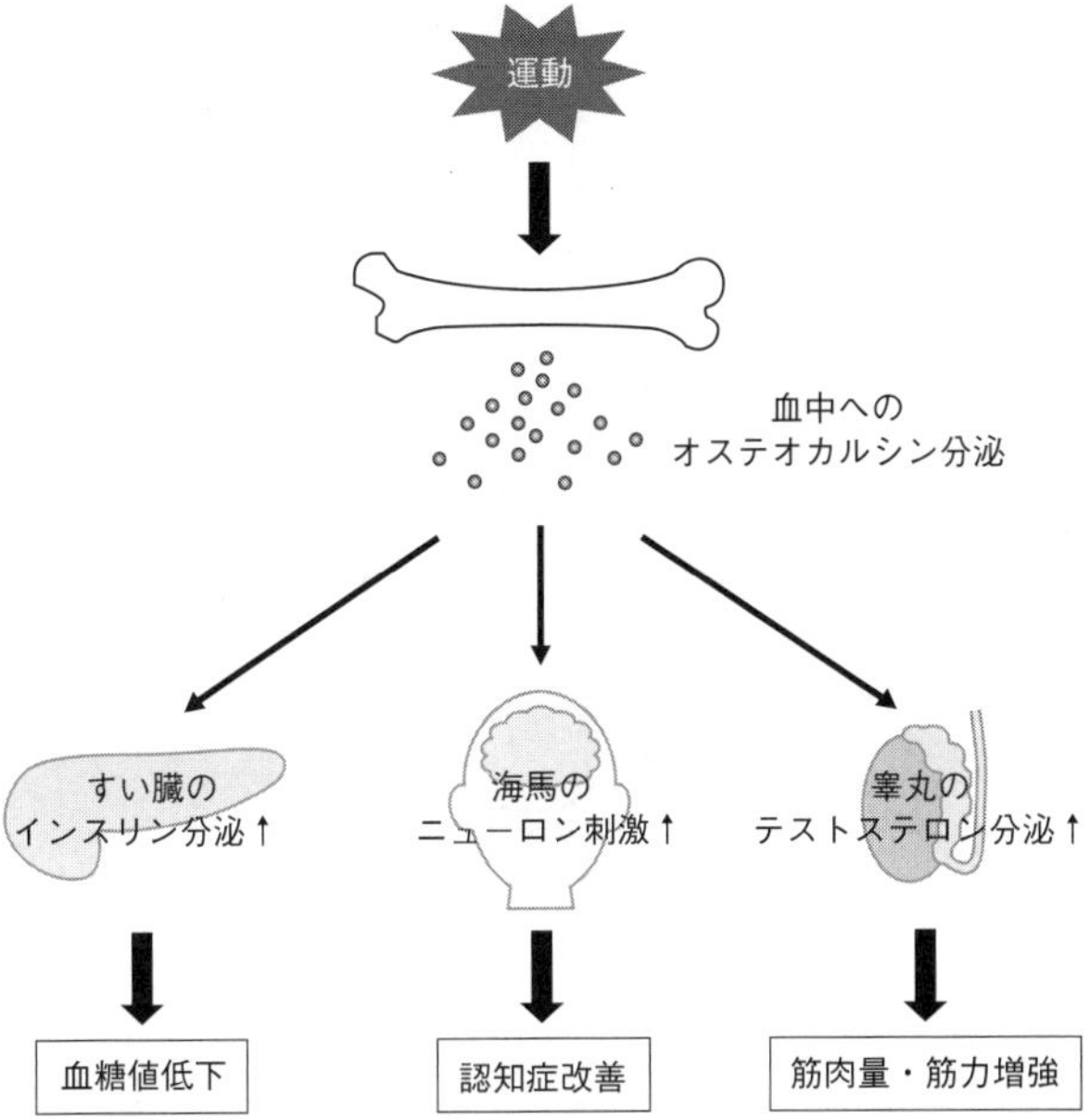


筋肉運動によりオステオカルシンが作られると、血中に放出され、すい臓に働いてインスリン分泌を促進し、脳の海馬のニューロンを刺激し、睾丸からテストステロン分泌を促進する。結果として、血糖値の低下、認知症改善、筋肉量・筋力の増強につながる可能性がある

**図6-5　運動により骨芽細胞から作られるオステオカルシンは遠隔臓器に働いてさまざまな効果をもたらす**

認知症状が改善しましたが、老齢マウスの血漿はまったく効果がなく、さらに若いオステオカルシン遺伝子欠損マウスの血漿も改善効果がありませんでした。しかし、ここにオステオカルシンを足してやると、老齢マウスにおいてもオステオカルシン欠損マウスにおいても認知症改善効果が表れたのです。そして、投与したオステオカルシンは脳血液関門を越えて脳に入り、海馬に働いて認知症状を改善していることがわかりました。また、これ以外にもオステオカルシンは男性の場合、睾丸に働いて筋肉量や筋力増強をもたらす男性ホルモン（テストステロン）を作らせることが示されています。これらの実験結果から、筋肉運動は全身の臓器に良い影響を与え、それが血中に放出される物質を介して行われている可能性が強く示唆されます。特に、筋肉運動によって骨で作られるオステオカルシンが骨以外に働いて、すい臓のインスリン分泌や海馬のニューロン刺激、さらには筋肉量や筋力増強までも促している可能性があります（図6－5）。このように、なぜからだを動かすことが健康にいいのかが、分子レベルで次第にわかってきつつあるようです。

それから、つい最近ですが、筋肉自体が作る若返り因子がわかってきました。それがアペリン（apelin）とよばれるペプチドです（Vinel C et al, Nat Med, 24:1360, 2018）。アペリンは加齢とともに血中の値が減少し、いわゆるサルコペニア（加齢によって起こる筋肉量・筋力の低下）状態を示す人たちでは特に低くなっています。マウスでもアペリン遺伝子を欠損させるとサルコペニア状態となり、ここにアペリンを投与するとサルコペニアが改善します。おもしろいのは、アペリンが筋肉の収縮により筋細胞で作られる物質であることで、アペリンは筋肉の幹細胞に働いて細胞分裂を促すとともに、筋細胞自体のエネルギー代謝を亢進させ、筋肉量増加や筋力増強に必須のペプチドとして働くようです。よく「からだを動かしている人は若く見える」といわれますが、アペリンが関係しているのかもしれません。そうであれば、アペリンがサルコペニアになった高齢者に対する薬となる可能性があります。

## 5.「適正体重を維持する」

図６－６は国立がん研究センターが出しているデータですが、それによると、太りすぎもやせすぎも良くないようで、肥満度の指標であるＢＭＩ値が、男性の場合21・0～26・9、女性の場合は21・0～24・9で死亡のリスクがもっとも低いとのことです（ＢＭＩ値は前にも説明しましたが、（体重kg）／（身長m）$^2$で、値が高いほど肥満度が高いことを示します）。

日本人の標準的なＢＭＩは男性で22～23、女性で21～22ですから、図６－６のグラフを見ると、少々太めでもいいようです。ただしＢＭＩで25を超えるような肥満体はだめですが……。

確かに貝原益軒先生も「養生訓」の中で次のようなことを言っています。「人とは、天と地から生まれてきた。しかし、人が元気に生きていくには飲食により養分を毎日とらなければいけな

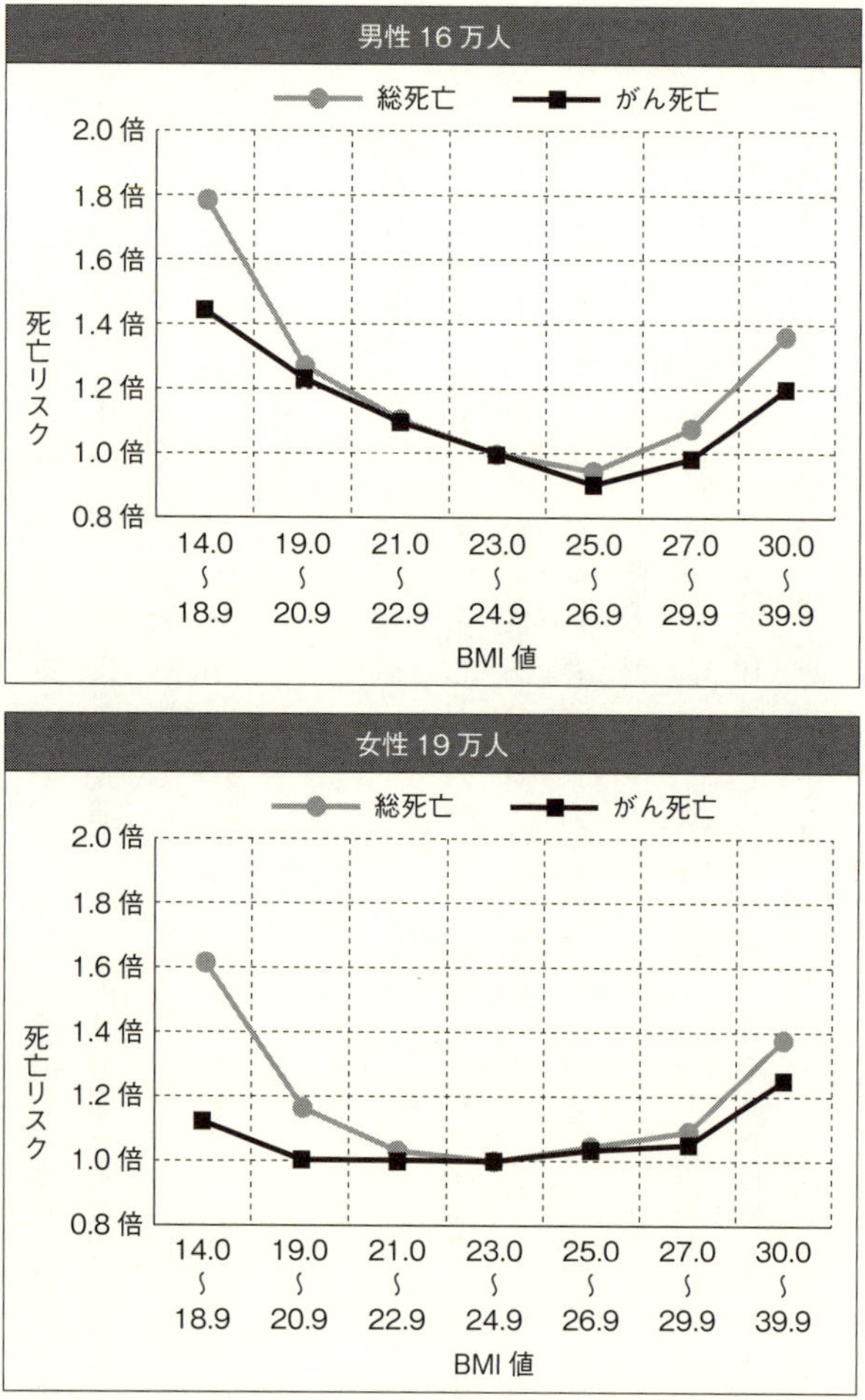


——国立がん研究センターがん情報サービス「科学的根拠に基づくがん予防」から引用（https://ganjoho.jp/public/pre_scr/cause_prevention/evidence_based.html）

**図 6-6　BMI 値と死亡リスク**

い。――中略――でも、飲食とは欲望のひとつである。欲望のおもむくままに飲食を続けることは、胃腸に良くない。度を過ぎれば、生命にも関わることである。――中略――胃腸から取り込まれた養分が、身体を養っている。草木が土のなかの栄養を取り込み生きているのと同じことである。養生の道とは、胃腸を整えることが第一である。食べ物を見ると人は食欲がわく。それで、つい食べすぎてしまうものだ。腹七、八分くらいで食事を抑えておいても、しばらくすれば腹は十分になる。腹いっぱい食べると、あとで腹が張り、病気になる」。まさにそのとおりで、まったく言葉もありませんね。

最後に、著者の自戒を込めて、この章のはじめに書いた金言「まずは健康習慣――過ぎたるは猶及ばざるがごとし」をもう一度繰り返したいと思います。炎症も生活習慣も何事も過ぎると取り返しのつかない困ったことになります。健康に気をつけて元気に過ごしましょう。

## 6-6　慢性炎症研究の将来と展望

最後に今後の慢性炎症の研究の方向性やわれわれがなすべきことについて少し考えてみましょう。

この本では、慢性炎症がさまざまな病気をもたらす根源であることについていくつもの例を挙げて説明してきました。そして、慢性炎症がどのようにして起こり、進んでいくのか、最近明らかになってきたいくつかの現象やメカニズムを含めながら、かなり詳しく解説してきました。

しかし、慢性炎症は本当に手強い相手です。最近の生命科学の進歩にもかかわらず、慢性炎症であれば何でも良い効果を示すというような便利な薬はまだありません。

副腎皮質ホルモン（ステロイド）は一時的に炎症を抑えますが、慢性炎症が進むとステロイド抵抗性、すなわちステロイドの効きが悪い状態が生まれてきて、ステロイドの効果が薄くなります。そこで無理をしてステロイドを使うと、今度は感染症を起こしやすくなったり、骨粗しょう症になったり、糖尿病になったりと、さまざまな副作用が出てきます。つまり、慢性炎症においては、細菌による感染症に対する抗生物質のような特効薬はまだないのです。

そこで、現在開発されつつあるのは、個々の慢性炎症性疾患（慢性炎症によって引き起こされる病気の総称）で慢性炎症に関わる特定の分子の働きを止めるような個別の治療法です。特定の生体系における個々の分子をターゲットにした標的療法といってもいいでしょう。

特に、最近の技術の進歩により、個々の分子に対する特異的な低分子量阻害剤や抗体を作ることが可能になってきました。このようなアプローチはＡＩ（人工知能）やＩＴを駆使することにより、さらに進化していくことでしょう。また、CRISPR－Cas のような遺伝子改変技術の進歩とともに、生体内で特定の細胞だけの遺伝子発現を変化させることが近い将来可能になるはずです。たとえば、免疫細胞だけあるいは神経細胞だけで特定の分子の発現を誘導したり、止めたりする方法です。

それからこの本では触れませんでしたが、京都大学の山中伸弥氏が開発されたｉＰＳ細胞を用いた治療法も実用化が近いと思われます。たとえば、試験管内でｉＰＳ細胞から特定の細胞を作り、それを移植する方法です。実際に一部の細胞（神経細胞や血小板）では既にこのような方法を用いて患者に移植することが臨床治験として始まっています。

これとは別に、最近明らかになりつつあるのは、循環器、消化器、内分泌組織、免疫組織などの生体系は決してそれぞれ独立して働いているのではなく、互いに影響を及ぼし合いながら働いているということです。これは多臓器連関とよばれる現象で、わかりやすく言い換えると、臓器間には機能的なネットワークが存在し、それがからだの恒常性維持に重要な役割をしているということです。しかし、私たちはそのようなネットワークの存在は理解し始めたものの、具体的にどのような分子が異なる臓器の間で働いているのか、部分的にしか理解していません。

たとえば、免疫系の働きは神経系の働きにより大きな影響を受けているのですが、どのような仕組みで免疫系が神経系の支配を受けているのか、私たちはほんの少ししか知りません。慢性炎症によってもたらされるさまざまな病気においても、おそらくこのような臓器連関が大事な役割を果たしていると思われます。この連関がうまくいかないためにさまざまな悪循環が起こり、からだのホメオスタシス（恒常性）維持機構が働かなくなり、炎症が制御できずに、このために炎症が持続していく可能性があります。しかし、これはまだほとんど研究が進んでいない領域です。

また、個体では年齢によって生体で起こる反応の速さや程度がかなり異なり、時間軸というものが生物学的反応には重要な要素として存在します。そうなると、われわれが慢性炎症に関する研究を進めていくときには、三次元＋時間、すなわち四次元的な思考をしながら研究を進めていくことが必要です。

このようなアプローチを多数の慢性炎症性疾患患者の時間軸（＝治療過程）において網羅的に行い、そのデータを包括的に収集・統合することを行うことが重要です。これにより、大規模な慢性炎症性疾患患者に関する時間軸を含めたデータベースが構築されるようになります。今まではそれぞれの医師や医療機関がばらばらにやっていた慢性炎症の診断、治療、検査結果などが共通に使えるデータベースとして統合されるようになり、医師、研究者、医療関係者間のデータシェアリングが可能になるのです。海外では既にこのようなビッグデータに対してＡＩを活用することにより、新薬候補の探索や検査法の開発などをすることが実際に行われています。このようなアプローチは、慢性炎症の機構解明や新たな治療法開発を目指す研究者たちにとって、今後、非常に重要な知見を提供することでしょう。

一方、このような全体を分解してパーツを調べることによって複雑な全体を理解しようという「還元主義的アプローチ」だけではなく、個体における「より全身的で統合的なアプローチ」も大事です。

たとえば、個人のレベルでは、自分の摂取カロリー量を計算して、そのうえで適切な運動や体操をすることや、呼吸法、ヨガなどの全身的な取り組みをすることも大事です。仕事からのストレスを減らすためには、働き方や労働時間の改善を考えることも大事でしょう。時間の使い方を工夫して新しいことにチャレンジすることは、ストレス解消にもつながり、おおいに意味のあることです。たとえ、少々体調が悪くても、その詳細にこだわるのではなく、全身的なアプローチによって複数の臓器に働きかけることにより、臓器連関を改善し、からだのシステム全体の働きを是正するような反応をよび起こすような方法です。

また、場合によってはサプリメントを使うのもいいでしょう。サプリメントを摂取することにより、何となく元気が出るような気がする、安心するという心理的効果もある程度はあると思います。ただ、巷に出回っているサプリメントは、実際の効能以上の効果をうたっているものが多く、よく気をつける必要があります。また、サプリメントへの頼りすぎは禁物です。たとえば、内臓脂肪を減らすのに役立つというサプリメントをとるよりは、摂取カロリーを考えて、一定時間、有酸素運動をするほうがはるかに効果的で健康的です。

以上、万病の元となる慢性炎症について、最新の知見を踏まえて説明してきましたが、皆さんの眼には、慢性炎症の姿がその昔のわけのわからない「ヌエ」(第1章参照)よりは少しばかりはっきりしてきたでしょうか? そして、慢性炎症のメカニズムを理解することにより、慢性炎症を未然に防ぐことや、起こってしまったあとでもその程度を軽くすることが、夢のような話ではなく、可能になりつつあることをご理解いただけたでしょうか?

ただし、世の中には慢性炎症で苦しむ患者がまだたくさんいます。このことを念頭に置いて、われわれ研究者はもろもろの難題を解決すべくさらに前進していかないといけません。これは基礎研究でも臨床研究でもどちらも同じです。このためには、医学、生物学、薬学を含む生命科学の進歩を目指す多くの若い人たちの慢性炎症研究分野への参入が必要です。また、研究を支える研究費も必要です。さらなる国際連携も必要です。これらの努力とともにやがて生み出される研究成果がいつの日か慢性炎症性疾患で苦しむ人たちの光明となることを願い、ここに筆を置きます。

本書では頁数の制約で参考文献リストを掲載しておりません。
ブルーバックス公式サイト（http://bluebacks.kodansha.co.jp）の「既刊一覧」から本書を検索していただくと、参考文献リストへのリンクが表示されます。

参考文献ＵＲＬ
http://bluebacks.kodansha.co.jp/books/9784065144343/appendix/

# あとがき

この本は、父（宮坂昌之）と娘（長女：定岡恵）の共同作業により出来上がったものです。本文の多くは父が書き、それに対して娘がコメント、意見を述べるとともに、娘が本文に見合ったイラストを描き、それに対して父がコメント、意見を述べ、お互いに推敲を重ねて、本書が次第に出来上がってきました。なかなか楽しい共同作業でした。その過程で、昌之の妻である悦子にも原稿を読んで貰い、一般人の立場から忌憚のない（時にはきびしい）意見を得て、本文やイラストを書き足し、修正しました。講談社学芸部ブルーバックス編集チームの高月順一さんからは、タイムリーで、かつ的確にしてわかりやすいアドバイスをいただきました。この他にも、本書の作成にあたり多くの方々のお世話になりました。特に、大阪大学呼吸器・免疫アレルギー内科・熊ノ郷淳教授、京都大学皮膚科・椛島健治教授、順天堂大学生化学・横溝岳彦教授、国立精神・神経センター・神経研究所・山村隆免疫研究部長、昌之の一卵性双生児の弟である東京医科歯科大学・宮坂信之名誉教授からのフィードバック、アドバイスは貴重でした。

慢性炎症は、シークレット・キラーの名のごとく、密かにわれわれのからだに入り込んで健康を損なわせ、われわれが知る多くの病気の発症、進行に関わります。「万病のもと」と言われる所以《ゆえん》です。しかし、日本政府が慢性炎症に関する研究の重要性を理解して力を注ぎだしたのは比較的最近のことです。慢性炎症研究が大きく前に進みだしたのは、2010年から2017年まで国立研究開発法人科学技術振興機構（JST）と国立研究開発法人日本医療研究開発機構（AMED）によって推し進められた「AMED-CREST研究：炎症の慢性化機構の解明と制御に向けた基盤技術の創出」がきっかけです。この研究には多額の研究費が割り当てられ、国内の選り抜きの優れた研究チームが参画をして、慢性炎症の機構を明らかにすべくしのぎを削りました。これにより、慢性炎症が「ヌエ」のような得体のしれないものから次第に姿が見える実体としてわれわれの目の前に現れてきたのです。その後、これらの知見をさらに発展させるべく、「生体組織の適応・修復機構の時空間的解析による生命現象の理解と医療技術シーズの創出」というAMED-CREST研究が新たに始まっています。このような研究の進展により、慢性炎症を起点とする病気で悩む人たちの苦しみが軽減されるような治療法や慢性炎症を未然に防ぐための予防法が開発されていくことが期待されます。

慢性炎症は怖いものです。本書が慢性炎症を未然に防ぐための一助となれば、著者としては望外の喜びです。

二〇一八年　一二月　著者

〈ま行〉



〈や・ら・わ行〉

## 〈た行〉



## 〈な行〉



## 〈は行〉

## 〈さ行〉

# さくいん

## 〈数字〉



## 〈アルファベット〉

N.D.C.491.8　286p　18cm

ブルーバックス　B-2082

# 免疫《めんえき》と「病《やまい》」の科学《かがく》

万病のもと「慢性炎症」とは何か

2018年12月20日　第1刷発行
2020年 6 月 5 日　第5刷発行

著者　宮坂昌之《みやさかまさゆき》、定岡恵《さだおかけい》

発行者　渡瀬昌彦
発行所　株式会社講談社
〒112-8001　東京都文京区音羽2-12-21
電話　出版　03-5395-3524
販売　03-5395-4415
業務　03-5395-3615
印刷所　（本文印刷）株式会社新藤慶昌堂
（カバー表紙印刷）信毎書籍印刷株式会社
本文データ制作　さくら工芸社
製本所　株式会社国宝社



ISBN978-4-06-514434-3

発刊のことば

# 科学をあなたのポケットに

二十世紀最大の特色は、それが科学時代であるということです。科学は日に日に進歩を続け、止まるところを知りません。ひと昔前の夢物語もどんどん現実化しており、今やわれわれの生活のすべてが、科学によってゆり動かされているといっても過言ではないでしょう。

そのような背景を考えれば、学者や学生はもちろん、産業人も、セールスマンも、ジャーナリストも、家庭の主婦も、みんなが科学を知らなければ、時代の流れに逆らうことになるでしょう。

ブルーバックス発刊の意義と必然性はそこにあります。このシリーズは、読む人に科学的に物を考える習慣と、科学的に物を見る目を養っていただくことを最大の目標にしています。そのためには、単に原理や法則の解説に終始するのではなくて、政治や経済など、社会科学や人文科学にも関連させて、広い視野から問題を追究していきます。科学はむずかしいという先入観を改める表現と構成、それも類書にないブルーバックスの特色であると信じます。

一九六三年九月　　野間省一